医師が考案

お腹スッキリ!

おかずみそ汁ダイエット

医師・工藤孝文
管理栄養士・北嶋佳奈 著

Gakken

医師が太鼓判！

おかずみそ汁は
健康的にやせられる
完全食なんです

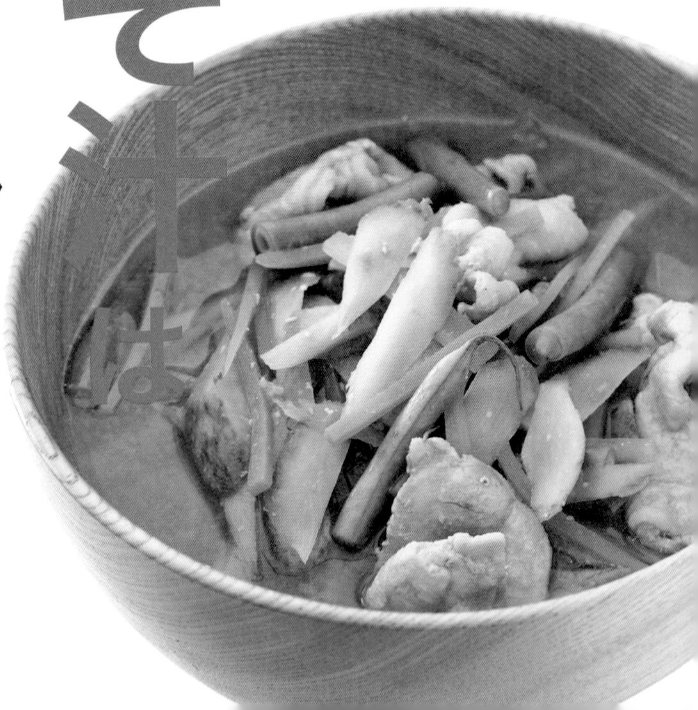

理由

1

血糖値の急上昇を抑え、

食べたものを脂肪にしにくくする

→ くわしくは P.28へ

理由

2

日本人の腸に合う

発酵食だから美腸&ため込まない体に！

→ くわしくは P.30へ

理由

3

エネルギー代謝がアップし、

脂肪が燃えやすい体をつくる！

→ くわしくは P.32へ

理由

4

温かいおかずみそ汁を

フーフーして食べてドカ食いを予防

→ くわしくは P.34へ

理由

5

具だくさんみそ汁なら

むくみ解消&減塩効果も！

→ くわしくは P.35へ

ラクやせしたいなら〝みそ汁ファースト〟が効く！

みそ汁ファーストとは

1 食事のはじめに「おかずみそ汁」をフーフーしながら食べる

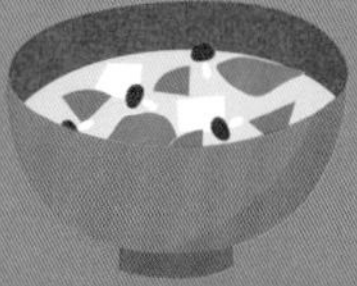

なかなかやせない原因は、早食いや、食べ過ぎてしまう習慣があることです。食事の最初に、熱々のおかずみそ汁をフーフーと冷ましながらゆっくり食べることで、そんな食べ過ぎグセが改善することがわかりました。具だくさんなのでおなかが満たされ、だしのうまみ成分には満腹感を持続させる効果もあります。

↓

2 次に主菜や主食を自由に食べる

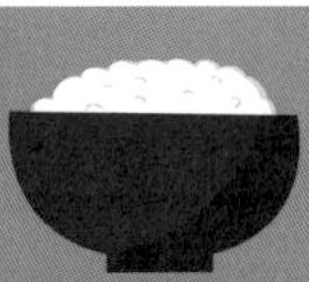

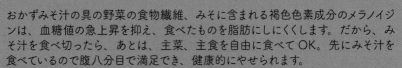

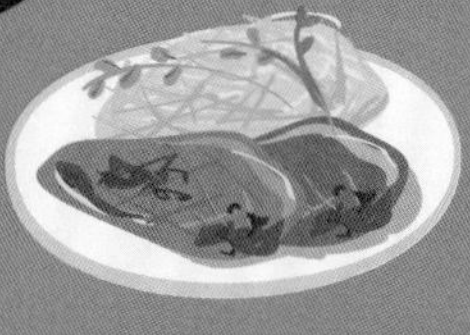

おかずみそ汁の具の野菜の食物繊維、みそに含まれる褐色色素成分のメラノイジンは、血糖値の急上昇を抑え、食べたものを脂肪にしにくくします。だから、みそ汁を食べ切ったら、あとは、主菜、主食を自由に食べてOK。先にみそ汁を食べているので腹八分目で満足でき、健康的にやせられます。

↓

食べ過ぎグセをリセット！体に脂肪をつけにくくする

ダイエット外来の医師 工藤孝文先生

みそ汁ファーストで25kgやせのスマート体形をキープ

医師・管理栄養士も実践中！

医師の工藤先生は、約７年前に25kgの減量に成功。診療などで忙しい毎日でも太らず、スリムで健康な体を維持する食の秘訣は、おかずみそ汁です。そのとり方を大公開します！

夕食のはじめにおかずみそ汁を食べています

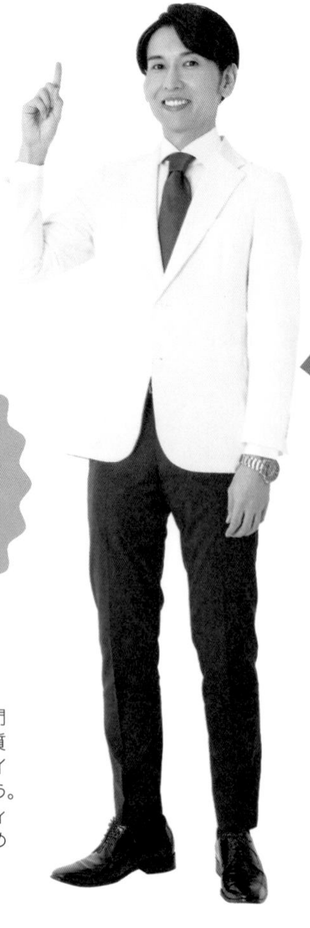

After

25kg減

体重67kg！

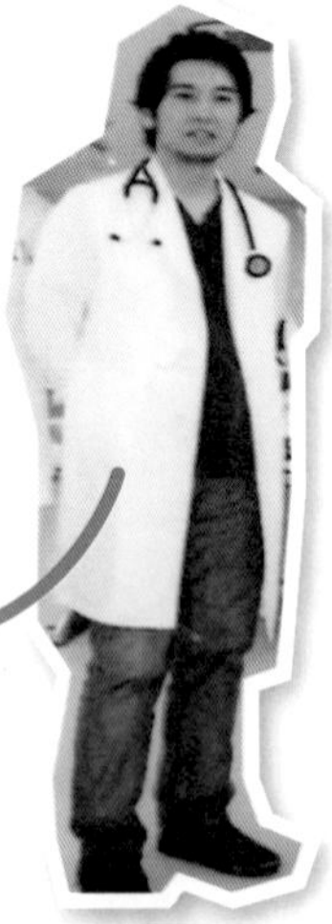

Before

体重92kg

工藤孝文先生

医療法人工藤内科 副院長。専門分野は、糖尿病、高血圧、脂質異常症などの生活習慣病で、ダイエット外来、漢方治療などを行う。診療やテレビ、雑誌などのメディアを通じて、健康的にやせるための減量法を指導している。

上は、糖尿病内科の研修医だった2015年頃の写真。毎日の激務のストレスから食べ過ぎて、体重は92kgもありました。その後、和食中心の食生活にして、10か月で25kg落とし、67kgのベスト体重を維持しています。

野菜たっぷりのみそ汁を最初に食べて太りにくい体に

野菜を最初に食べる〝ベジファースト〟がよいといわれていますが、さらに減量効果を高める食べ方は、〝みそ汁ファースト〟です。私自身、夕食では、野菜の具だくさんみそ汁を前菜感覚で食べています。疲れて帰宅してから食べる夕食は、衝動的に食べ過ぎてしまいがちですが、まず熱々のみそ汁をフーフー、ハフハフしながら食べることで気持ちが落ち着き、早食いが防げます。さらに、具の野菜の食物繊維で血糖値の急上昇を抑えられ、脂肪をつきにくくする効果も。みそ汁ファーストを習慣化すれば健康的にやせられると、私の体験から患者さんにもすすめているんです。

工藤先生のおすすめみそ汁

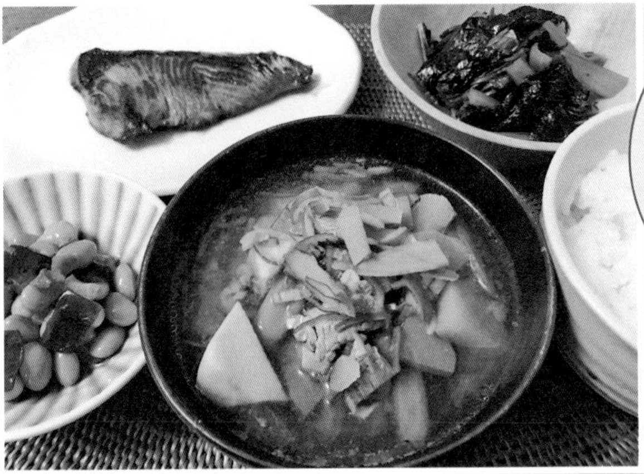

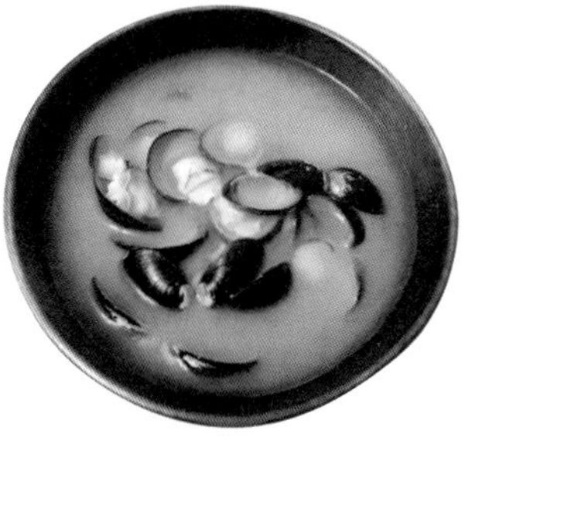

たっぷり野菜＋肉の具だくさん豚汁は健康やせの完全食！

私が大好きなみそ汁は、具だくさんの豚汁。根菜、いも、きのこなどの食物繊維、ビタミン、ミネラルに加え、豚肉からたんぱく質もとれます。夕食の最初に食べるとホッとしておなかが満たされます。また、疲労を回復のために、オルニチン、タウリンがとれるしじみのみそ汁も愛用。

管理栄養士 北嶋佳奈先生

野菜たっぷりのおかずみそ汁で美ボディ&うるおい美肌に！

管理栄養士で６か月のお子さんのママでもある北嶋先生は、発酵食品が大好き。産後太りとも無縁で、つやつや美肌をキープしている理由は、美腸をつくるみそ汁生活です。

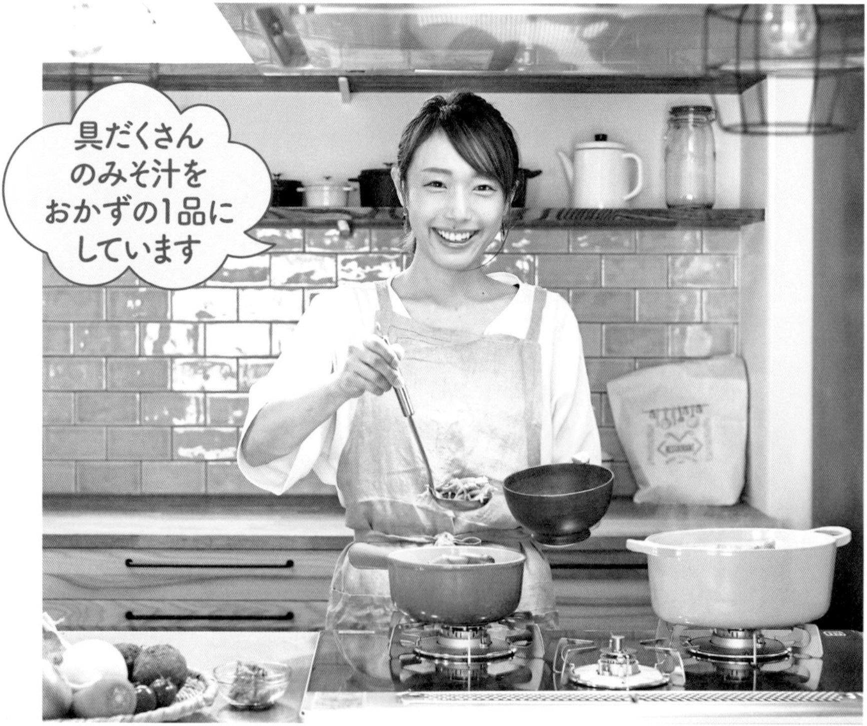
具だくさんのみそ汁をおかずの1品にしています

北嶋佳奈先生

管理栄養士、フードコーディネーター。１児のママ。「心も体も喜ぶごはん」をモットーに、料理本、雑誌、Webなどのメディアで、ダイエット、健康レシピを提案。発酵食マニアで、みそ、米麹甘酒、ヨーグルトなどを手作りして毎日とっている。

みそ汁など毎日の発酵食で便秘&肌あれ知らずに！

私は、みそ汁をはじめ、納豆、甘酒、ヨーグルトなどの発酵食を積極的にとっています。そのおかげで、便秘知らずになり、毎日快腸！肌あれすることもほとんどありません。

みそはずっと手作りしていて、知人からいただいた無農薬の大豆で仕込むなどしています。みそ汁は、夕食で食べることが多く、野菜、きのこ、海藻などを使って具だくさんに。そうすれば、みそ汁が立派なおかずになります。さらに肉や魚介も具に加えれば、メインとして1品で大満足。みそ汁なら野菜のカサが減って、たっぷりの量を食べやすくなり、栄養を汁ごととれるのもメリットです。

北嶋先生のみそ汁ライフ

だしは手軽なだしパックや昆布水を

減塩のために、食塩、化学調味料不使用のだしパックを活用。水に昆布を浸した昆布水をみそ汁のだしにすることも。

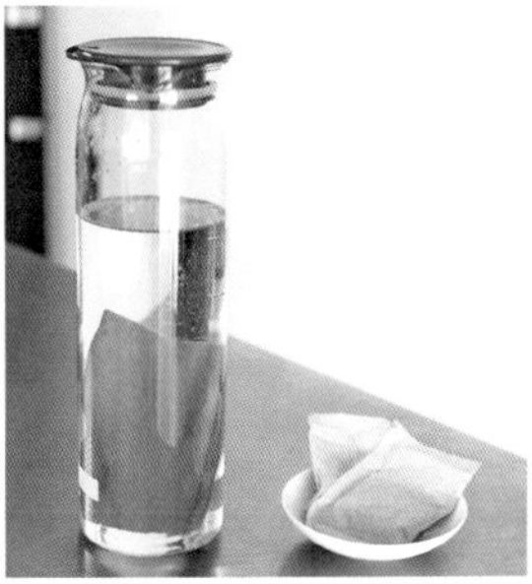

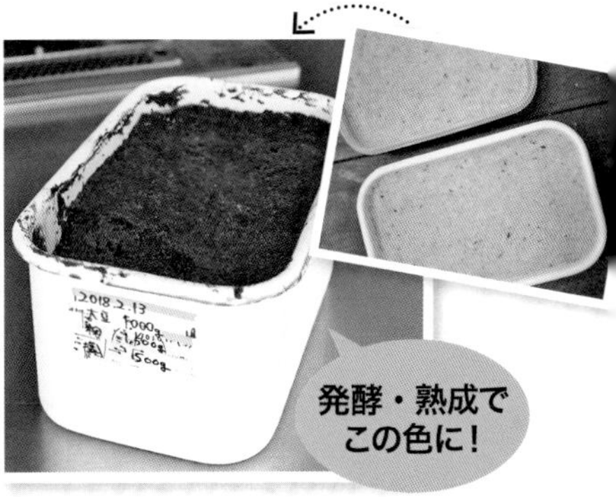

忙しいときは冷凍野菜を具に

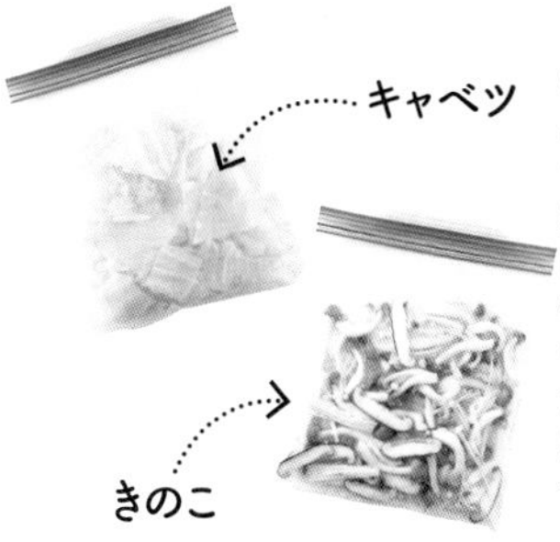

野菜、きのこ、油揚げは、カットして冷凍保存しておくと、忙しいときも具だくさんのみそ汁がすぐに作れます。市販の冷凍カット野菜も便利です。

無農薬の大豆でみそを手作り

毎年、大豆、米麹、塩の量を変えていて、昨年は米麹を多めに。半年ほど発酵・熟成させると濃い茶色になります。手前みそですが、風味のよいみそができました（笑）。

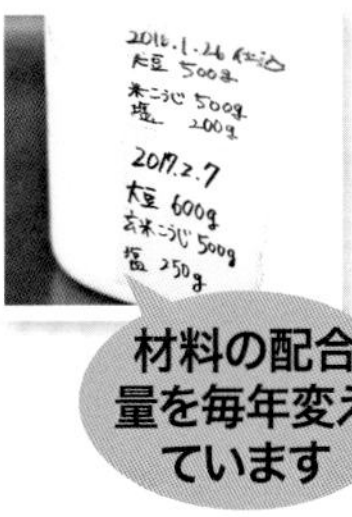

人気インスタグラマーの体験談

大量やせ成功者の食事におかずみそ汁あり！

大幅な体重ダウンをかなえた人も、おかずみそ汁を食事に取り入れていました！
キレイやせした人気インスタグラマーが実践している、おかずみそ汁ダイエットを公開します。

40kgの大量やせを達成！ 減量期は腸活みそ汁が大活躍

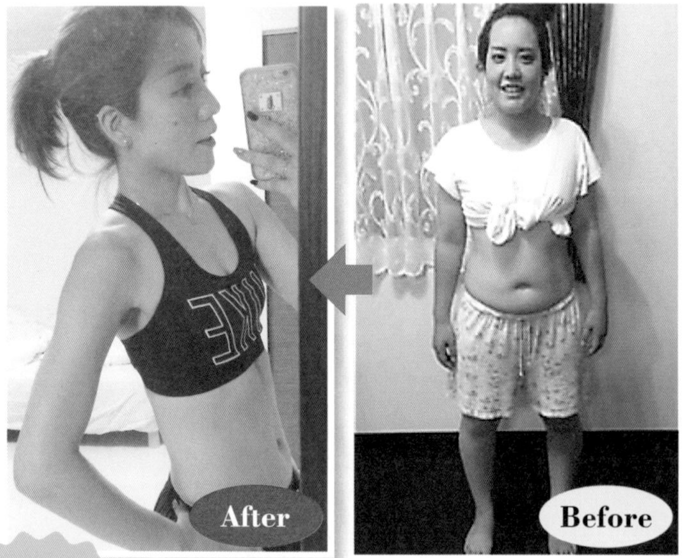

1年半で 40kg 減

50kg ← 約90kg

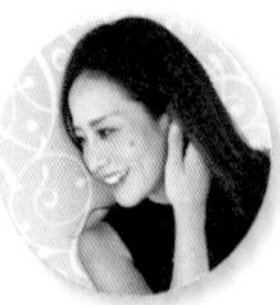

Martyさん

オンラインダイエットアドバイザー。40kg減量した経験を活かし、ダイエットしたい女性に向けて、オンラインでアドバイスをしている。webメディア「FYTTE」でも連載中。

24歳で結婚後、好きなものを好きなだけ食べる生活で26歳には89. 9kgに…。90kgが目前になり、ダイエットを決意しました。

太っていたときの食事は、洋食中心で野菜はほぼゼロ。みそ汁は一度も作ったことがなかったんです。やせるには腸内環境をよくすることが大切だと知り、発酵食のみそ汁を毎食とるように。食事の最初に、きのこや海藻の具だくさんみそ汁を食べ切るようにしたら、自然に食べ過ぎが抑えられました。そのほか、筋トレなども行いながら、１年半で40kgの減量に成功！　現在も、みそ汁を体形維持に役立てています。

みそ汁を取り入れて食生活を改善

ダイエット前の食事は…

朝食 パン2〜3個、牛乳、コーヒー、ヨーグルト、ケーキやお菓子

昼食 米1.5合の丼もの（唐揚げ丼、カツ丼、親子丼）＋食後に、お菓子とコーヒー

間食 菓子パンとコーヒー、お菓子

夕食 米1.5合と肉の主菜（唐揚げ、ハンバーグ、しょうが焼きなど）

＼みそ汁がない！／

1日に米3合！　高糖質・高脂肪で野菜不足の食事

体重が約90kgの頃は、おなかを満たすため、１日に米３合分を食べ、食後にケーキ、間食に菓子パンなどを食べていました。おかずは肉ばかりで、唐揚げを１食で２kg食べたときも。野菜不足で、みそ汁もまったくとっていませんでした。

みそ汁のある食事にチェンジ！

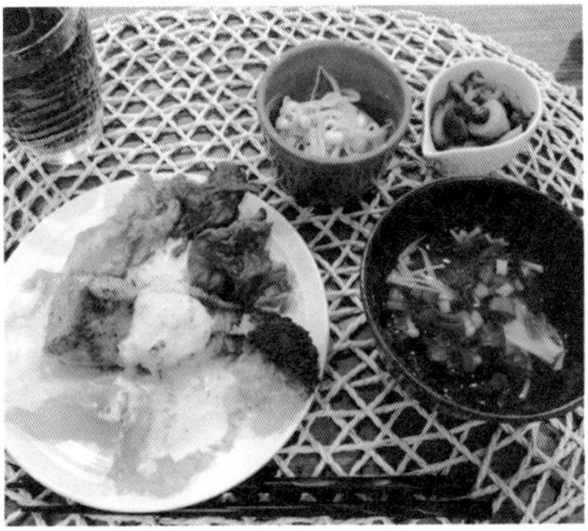

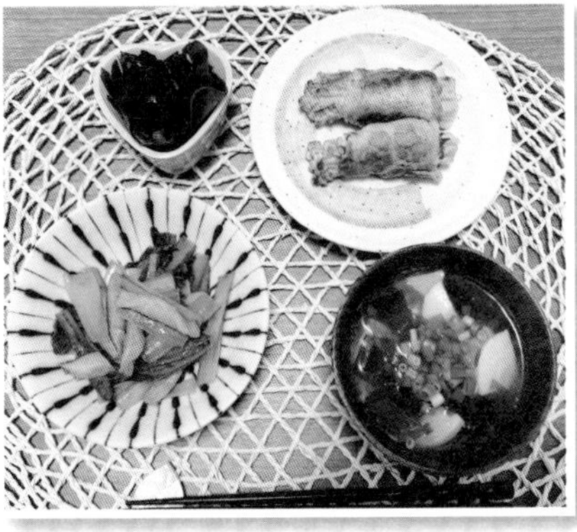

きのこと海藻入りの腸活みそ汁で不足しがちな栄養を補給

減量中は、食物繊維やビタミン、ミネラルがとれる、きのこや海藻のみそ汁を食事にプラス。夜は、ビタミンB_1が豊富で疲労回復効果があるえのきたけ、便通改善には食物繊維が多いたけのこ＋わかめのみそ汁など、シーンに合わせて具を選んでいます。

朝	夕	お通じが気になったら
なめこorしめじ＋わかめ	えのきたけ＋わかめ	たけのこ＋わかめ

家ごはんはもちろん外食するときもみそ汁ファースト！

外食でもみそ汁を欠かさず

血糖値を上げにくい順番で、一品ずつ完食するのがルール。最初に、食物繊維が多いきのこと海藻のみそ汁を食べ切ります。次に、副菜（野菜など）、主菜（肉・魚介）の順番に食べて、主食（ごはん）があるときは最後に。

産後ダイエットで体重15kgダウン！
みそ汁ファーストで腹八分目を習慣化

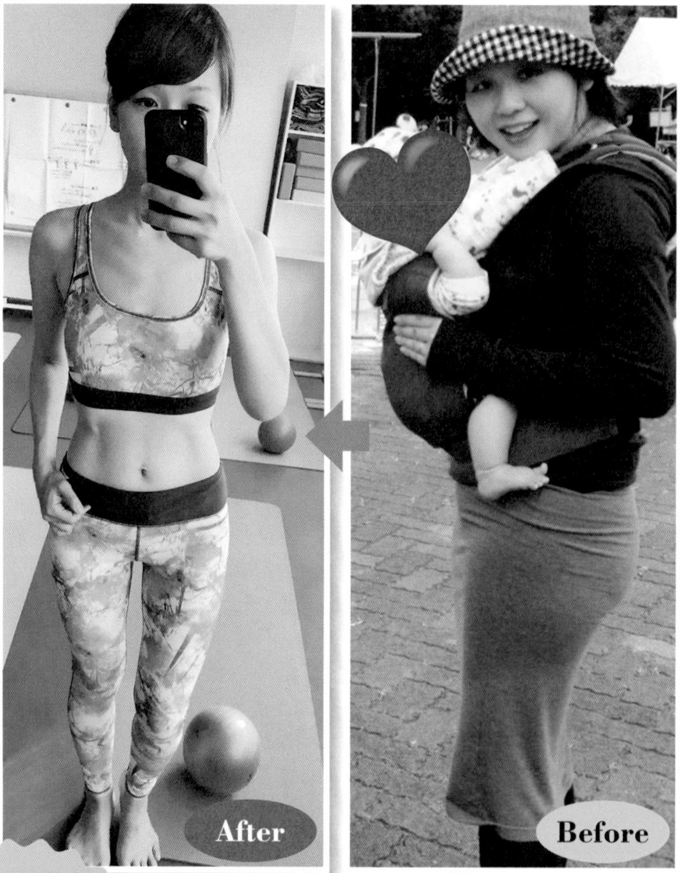

約1年で15kg減

50kg ←65kg

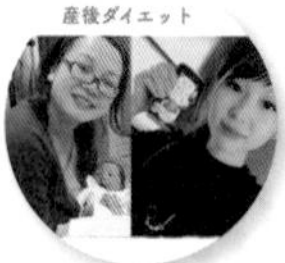

MONAさん

2児のママ。ブログや著書で自身の産後ダイエットの方法を紹介。ピラティス・骨盤インストラクターとしてイベントも行っている。

一人目の出産後から、どんどんおばさん体形に…。当時のストレス発散は食べることでした。

やせてキレイなママになりたくて、ダイエットをスタート。実践したのが「みそ汁ファースト」の食べ方です。最初にみそ汁を食べてから、主菜、主食を食べるように。食事をはじめて満腹を感じるまで20分ほどかかるといわれますが、みそ汁ファーストでワンクッションおくことができ、腹八分目で満足できるようになりました。

糖質オフの食事、筋トレなども行いながら、約１年で15kgダウン。現在も食べ過ぎたときは、具だくさんみそ汁でリセットしています。

MONAさんのおかずみそ汁のとり方

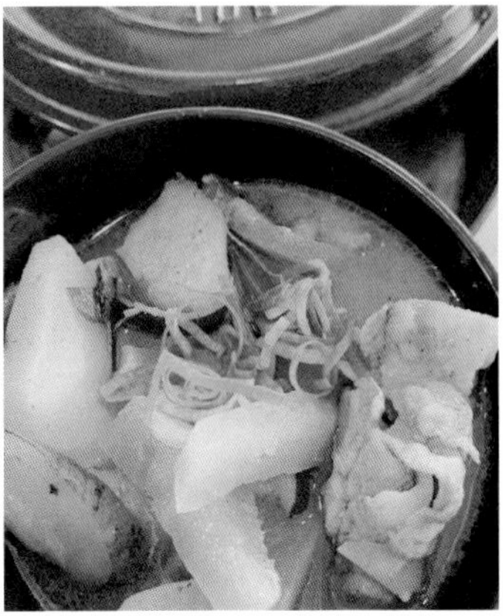

温活みそ汁で冷えを防いで代謝をアップ

代謝のいい体をつくるため、冷えやすい冬は、体を温める具を使った温活みそ汁を取り入れています。左の豚汁は、豚肉、ごぼう、大根、にんじん、菊いも、鳴門金時入りで、薬味に長ねぎ、しょうがをプラス。体がポカポカになり、食物繊維たっぷりで腸のお掃除にも◎。

体を温める食材を具に！

肉 ＋ 根菜 ＋ 薬味

イベントで食べ過ぎたら“まごわやさしい”プレート、具だくさんみそ汁を食べる

お正月、旅行などで食べ過ぎたら、「ま（豆）・ご（ごま）・わ（海藻）・や（野菜）・さ（魚）・し（きのこ）・い（いも）」の食材を使ったおかず＆みそ汁の献立に。忙しいときは、これらの食材をみそ汁に全部イン！　さば缶をみそ汁の具にすると濃厚なうまみで満足感が高まります。

もずくとえのき、玉ねぎのみそ汁

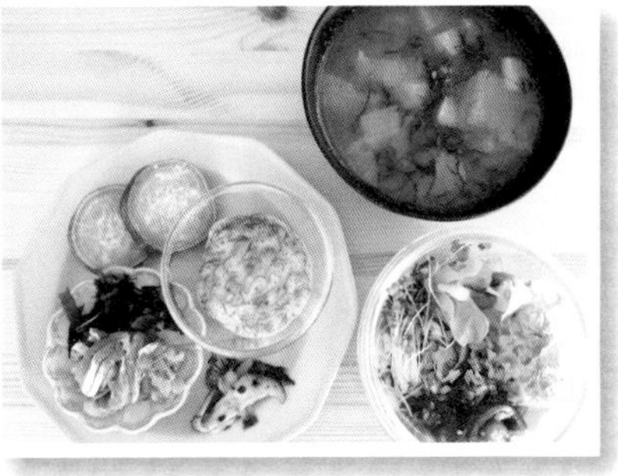

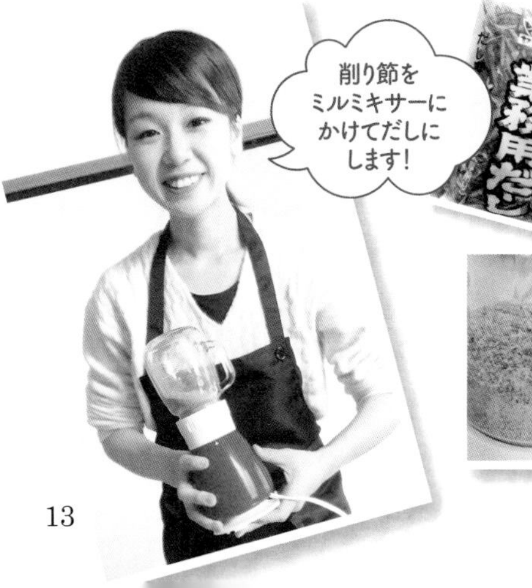
削り節を
ミルミキサーに
かけてだしに
します！

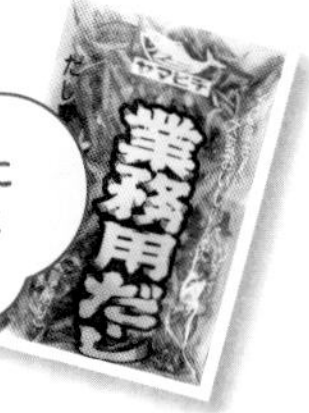

自家製だしパウダーでうまみしっかり＆塩分控えめのみそ汁に

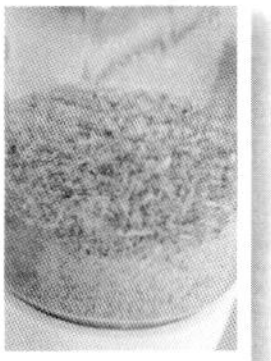

むくみやすい体質なので、みそ汁はだしのうまみを効かせ、減塩みそを使って塩分をオフしています。だしに使うのは、削り節をミルミキサーにかけて細かい粉末状にした、自家製だしパウダー。これをそのままみそ汁に入れ、うまみたっぷりに。削り節の栄養がまるごととれます。

CONTENTS

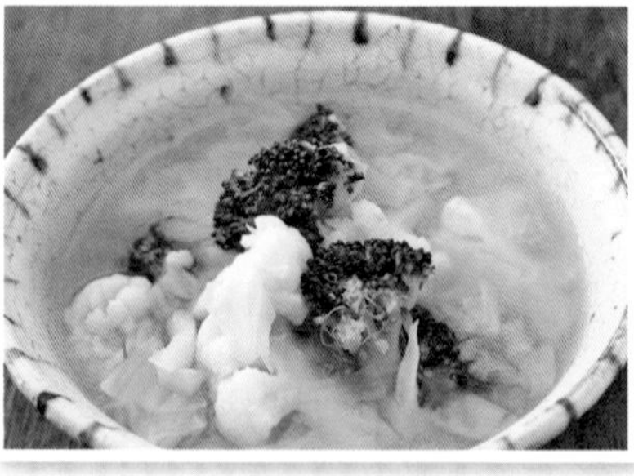

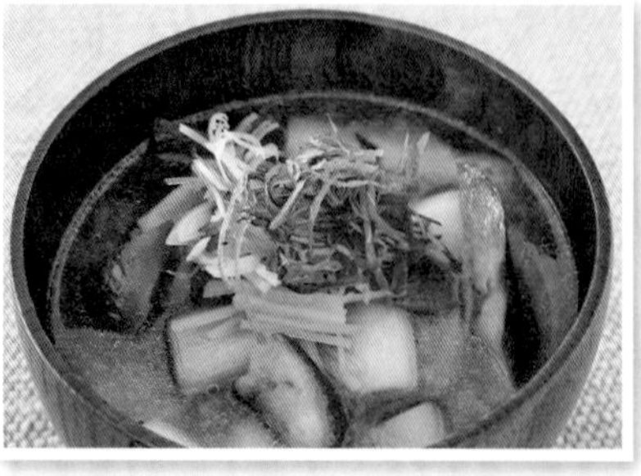

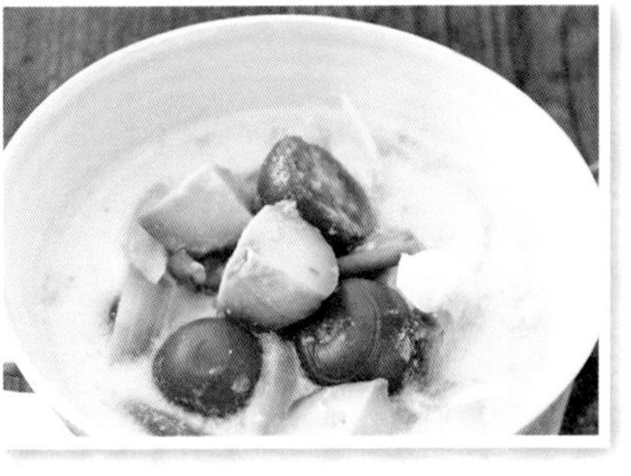

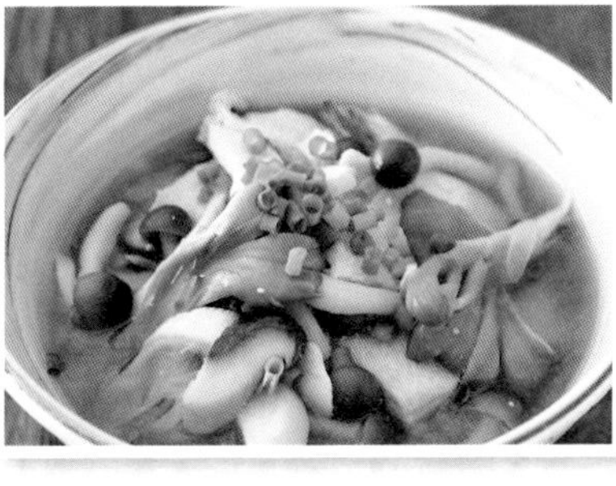

Part3

1杯で1日分の野菜の半分がとれる
やせる！　おかずみそ汁レシピ

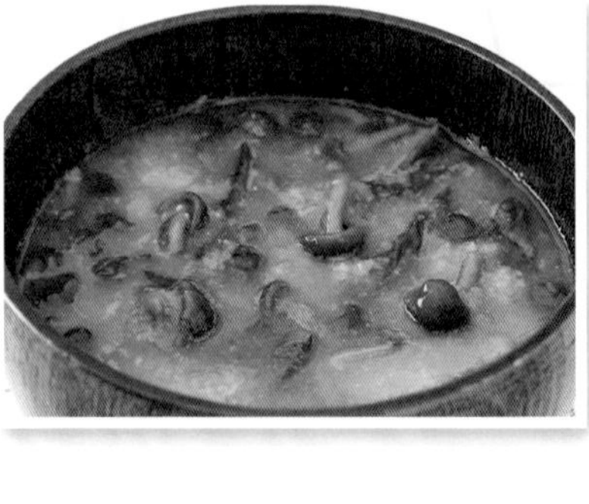

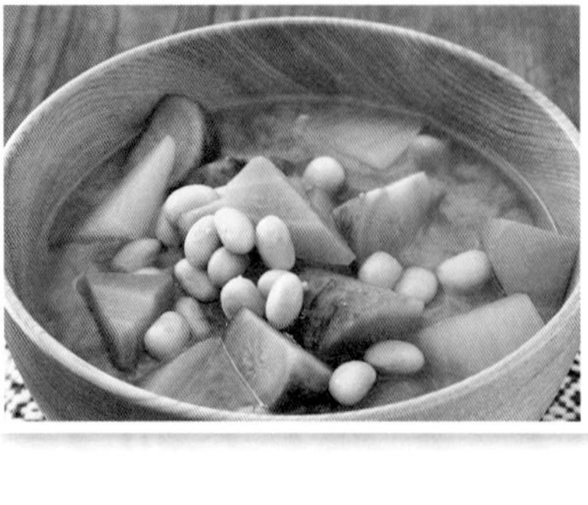

大豆・豆製品の満足おかずみそ汁

卵でほっこり 滋養おかずみそ汁

肉で食べ応え抜群！ おかずみそ汁

魚介の栄養丸ごと！ 燃焼おかずみそ汁

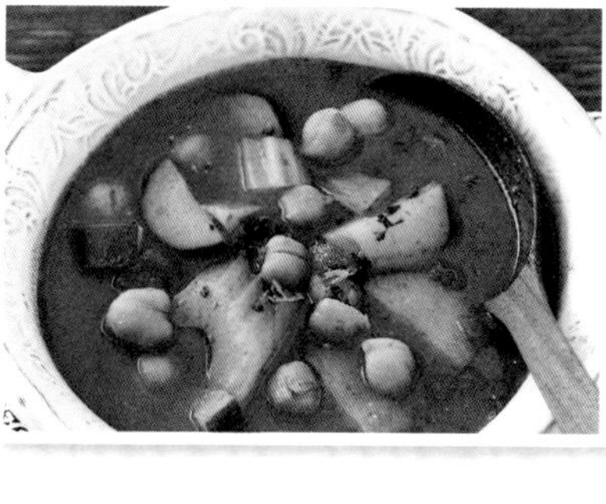

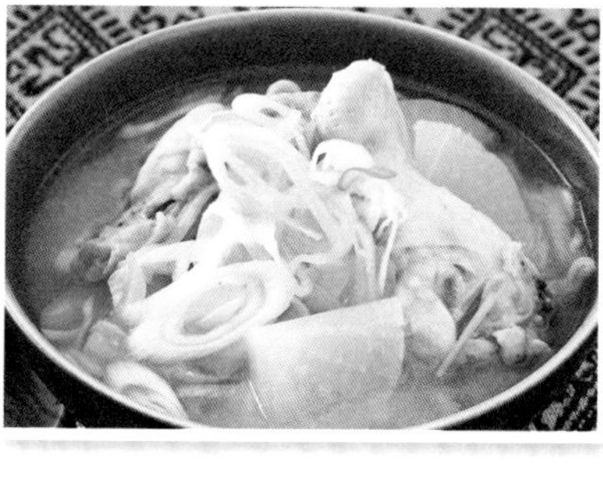

STAFF

撮影／土肥さやか
スタイリング／深川あさり
調理アシスタント／
松岡裕里子、大和沙織
イラスト／chao
カバー・本文デザイン／舛沢正子
校正／麦秋アートセンター
編集・取材／掛川ゆり

※本書は2019年弊社刊の『ついた脂肪が即スッキリ！　医師が考案　おかずみそ汁ダイエット』を一部改訂したものです。

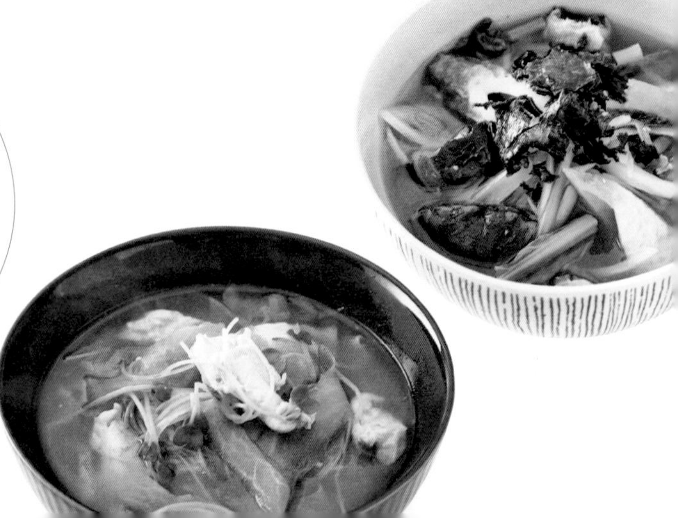

Part1

美腸、代謝アップ、ストレス食い防止…

おかずみそ汁の すごい! ダイエット&健康パワー

具だくさんのおかずみそ汁には、食べ過ぎ防止、代謝アップ、腸内環境の改善など、さまざまなダイエット&健康効果がい～っぱい! Part 1では、日本の伝統的な発酵食品であるみそに秘められたやせパワー、おかずみそ汁のダイエット効果を解説します。

最強の発酵食品「みそ」には ダイエット・健康パワーが満載

「みそ」は、大豆に麹を混ぜてつくられる発酵食品。大豆を発酵させて、みそのダイエット・健康パワーを引き出すのは、麹菌の働きです。

みそづくりの過程で麹菌が生み出す酵素は、原料のでんぷんをブドウ糖に、たんぱく質をアミノ酸に分解。ブドウ糖が酵母や乳酸菌のエサになって、発酵・熟成が進み、大豆の栄養価がぐんとアップします。そのため、みそには、体に吸収されやすい必須アミノ酸、エネルギー代謝をよくするビタミンB群など、ダイエットに役立つ栄養がたっぷり！　熟成によって生成される褐色色素成分のメラノイジンは、食物繊維と似た働きをして、血糖値の急上昇を抑制する効果が期待できます。

さらに、みそには胃腸で生き抜く力が強い植物性乳酸菌が含まれ、昔からみそ汁のある和食をとってきた日本人の腸に合っているといわれています。みそは、ダイエット・健康パワーがギュッと詰まった、最強の発酵食品なのです。

みそができるまで

大豆を蒸す・煮る

↓

麹・塩を混ぜる

↓

発酵・熟成

みそづくりでは、大豆を蒸し煮にしてつぶし、麹（米みそは米麹、麦みそは麦麹）、塩などを加えて混ぜ、数か月、発酵・熟成させます。麹菌、乳酸菌、酵母の働きで、アミノ酸、ビタミンなどが多量に生成され、栄養価やうまみがアップ。熟成が進むと色が濃くなっていき、多彩な健康効果がある褐色色素成分のメラノイジンが増えます。

※豆みそは、大豆が主原料で、大豆からつくる豆麹で発酵・熟成させます。

＼みその栄養 大解剖！／

エネルギー代謝に働くビタミンB群がたっぷり

みそづくりの過程で、麹菌がビタミンB群（ビタミンB_1、B_2、B_6など）を生成。大豆の状態よりもビタミンB群の量が増えています。

吸収されやすい必須アミノ酸が含まれている

みそは、大豆のたんぱく質の一部がアミノ酸に分解されて、消化吸収されやすくなっています。体づくりに必要な必須アミノ酸が効率よくとれるのです。

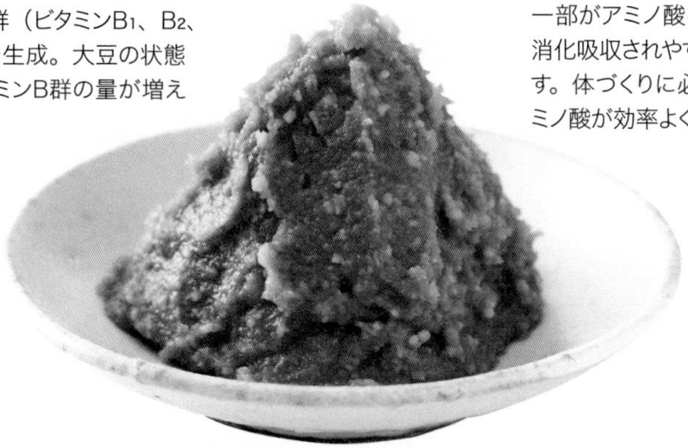

リノール酸、大豆レシチンがコレステロールを下げる

みそに含まれる、リノール酸、大豆レシチン、大豆サポニン、大豆ペプチド、食物繊維などは、血中の悪玉コレステロールを低下させます。

日本人の腸に合った植物性乳酸菌がとれる

みその植物性乳酸菌が腸内環境を改善。昔から、みそ、しょうゆ、漬物などの植物性の発酵食品をとってきた日本人の腸と相性がよいといわれています。

メラノイジンが血糖値を上げにくくする

みそを熟成させることで増える褐色色素成分のメラノイジンには、血糖値の急上昇抑制や、腸内の善玉菌を増やす美腸効果もあります。

日本人の〝みそ汁離れ〟が肥満の原因になっている

みそ汁のある和食の献立は、鎌倉時代の武士の食事の「一汁一菜」から確立され、その後、庶民に広がって現在まで受け継がれてきました。日本人は、みそ汁とごはんを土台にした食事で健康を守ってきたのです。長寿だった徳川家康は、「五菜三根」の具だくさんみそ汁を食べていたといわれます。

みそは、伝統的な発酵食品。しかし、日本人のみその購入量は減少し、和食の〝みそ汁離れ〟が進んで、食が欧米化しています。洋食は、肉などの動物性脂肪や油脂の量が多く、高脂肪で高カロリー。野菜、大豆製品、魚介の摂取量が少なくなりがちです。こうした食生活では、体に脂肪がつきやすくなり、腸内環境も乱れ、肥満につながります。とはいえ、いきなり食生活を大きく変えるのは難しいですよね。そこで取り入れたいのが、具だくさんのみそ汁です。献立に、おかずみそ汁を1品足してみてください。栄養バランスが整い、満腹感も高まってムリなくやせられます。

みそ汁のない食事

ミートソースパスタ、
生野菜のサラダ

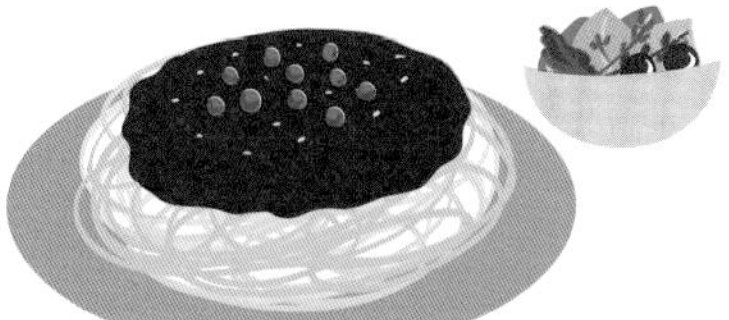

ハンバーガー、
フライドポテト

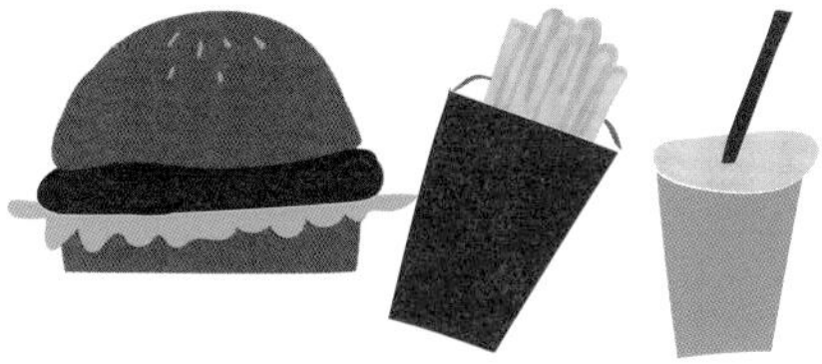

日本人の食の欧米化で
動物性脂肪、油脂の多い食事に

例えば、ミートソースパスタは、ひき肉、サラダ油やバターといった脂質が隠れています。また、ハンバーガーやフライドポテトも高脂肪・高糖質で、生野菜サラダを添えても、生だとカサが多くてたくさんの量を食べるのは大変。ビタミンやミネラルが不足しがちになり、代謝がダウン。洋食中心の食生活は、太りやすいのです。

みそ汁のある食事

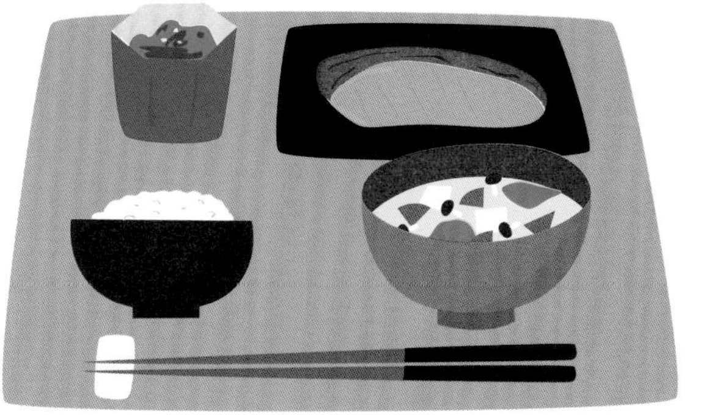

具だくさんのみそ汁を食事の基本にすれば
献立の栄養バランスを整えやすい！

具だくさんみそ汁を食事にプラスすれば、自然と和食中心の食生活になり、余分な脂や糖質をオフできます。みそ汁は、野菜を煮ることでカサが減ってたくさんの量を食べられるのが利点。具に植物性たんぱく質の大豆製品をプラスしたり、魚介のおかずも取り入れたりすることで栄養バランスが整い、体に脂肪がつきにくくなります。

おかずみそ汁が野菜不足解消の救世主に

野菜は、低カロリーでおなかをいっぱいにしてくれるうえ、代謝アップや美肌づくりに必要なビタミン、ミネラル、腸内環境をよくする食物繊維などがとれます。

厚生労働省の『健康日本21（栄養・食生活）』では、成人１日あたりの野菜の摂取目標値を「３５０ｇ以上」としています。しかし、次ページの『国民健康・栄養調査』（令和元年）の野菜摂取量の平均値を見ると、男女ともに20歳以上の全ての世代で１日に３５０ｇ摂取できていないことがわかります。

「ダイエットのために野菜をたくさんとりたいけれど、生野菜のサラダは苦手」という人もいるのではないでしょうか。そんな人に、おかずみそ汁がおすすめ！　煮ることで野菜のカサが減り、たくさんの量を効率よくとることができます。本書のおかずみそ汁レシピは、野菜を３５０ｇ使用※。１杯で１日の野菜の摂取目標量の½（約１７５ｇ）がとれるので野菜不足を解消でき、太りにくくなるのです。

※野菜 350gには、きのこ、野菜の水煮缶などを含みます。

1日あたりの野菜の摂取目標量
350g以上

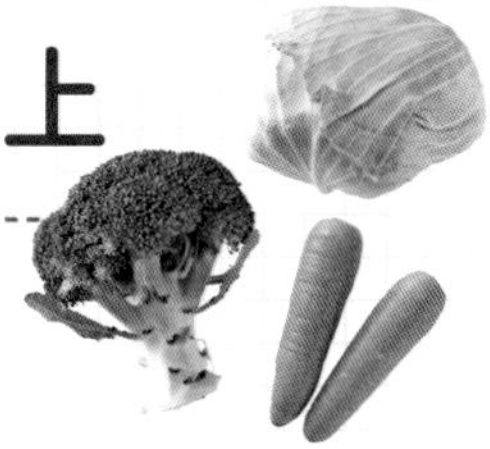

※厚生労働省『健康日本21（栄養・食生活）』より

けれど実際は…

野菜摂取量の平均値

（20歳以上、性・年齢階級別）

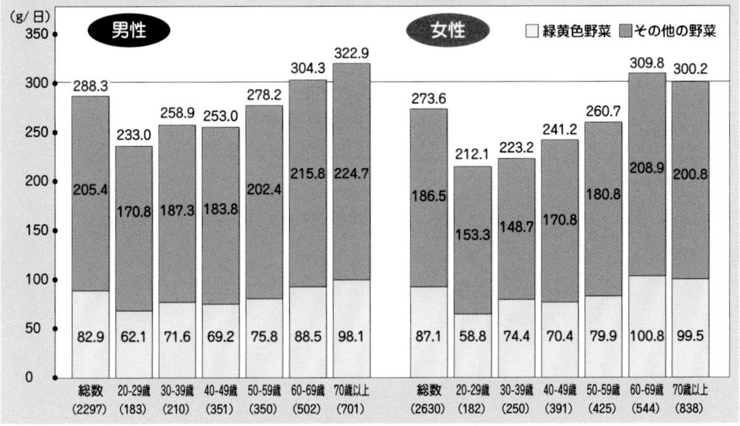

※出典／厚生労働省『国民健康・栄養調査』（令和元年）より

20〜49歳は特に野菜がとれていない！

上のグラフでは、若い世代ほど野菜不足の傾向が見られます。目標は350ｇ以上ですが、女性全体の野菜の摂取量の平均は273.6gで、300gにも届いていません。女性は20代の野菜摂取量が最も少なく、212.1gです。男性も20代の野菜の摂取量が最も少なく、30〜40代も含め働き盛りの世代が野菜不足です。

みそ汁ファーストで食べ過ぎグセをリセット！

忙しい毎日でストレスが多いと、ドカ食いグセがついてしまいがち。また、飲み会やパーティなどが続いて、おなかがはちきれそうになるまで食べ過ぎる習慣がついてしまうことも。このような、太る食べグセの改善に効果的なのが、〝みそ汁ファースト〟です。具だくさんのおかずみそ汁を最初に食べることで、自然に食べ過ぎなくなるのです。さらに、だしのうまみ成分には、リラックス効果や満腹感を持続させる効果も。満足感が高まり、つらい食事制限をしなくてもやせられます。

食事の最初に
おかずみそ汁を食べれば…

1. ストレス発散の
ドカ食いを防げる
2. ゆっくり食べるクセがつき
腹八分目でおなか満足
3. だしのうまみ成分が
満腹感を持続させる

食べ過ぎあるある

あるある パターン 1

ストレスがたまると交感神経が過度に緊張します。食事は、緊張をゆるめて副交感神経を高め、リラックスモードになる手っ取り早い方法。そのため、１日の終わりの夕食は、ストレス発散のドカ食いをしがちです。

発散ドカ食い　　**ストレスをため込む**

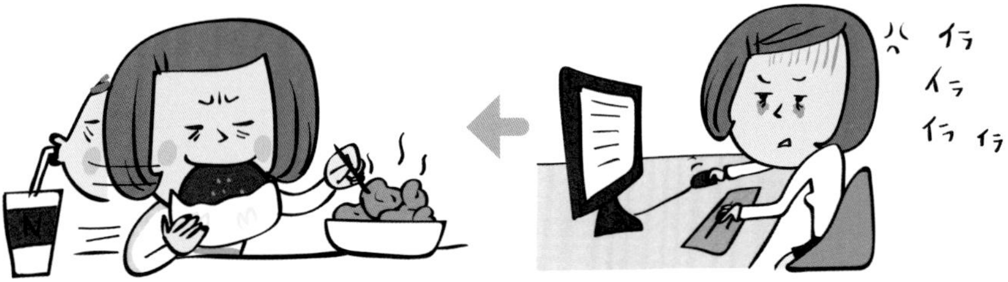

あるある パターン 2

ごちそうを食べるクリスマス、お正月、旅行などのイベントは、特別感も相まって、普段より食べ過ぎてしまいがち。その後、日常に戻ってからも満腹まで食べるクセを引きずると、どんどん太ってしまいます。

腹十分目まで食べるのが普通になる　　**飲み会続きでついつい食べ過ぎる**

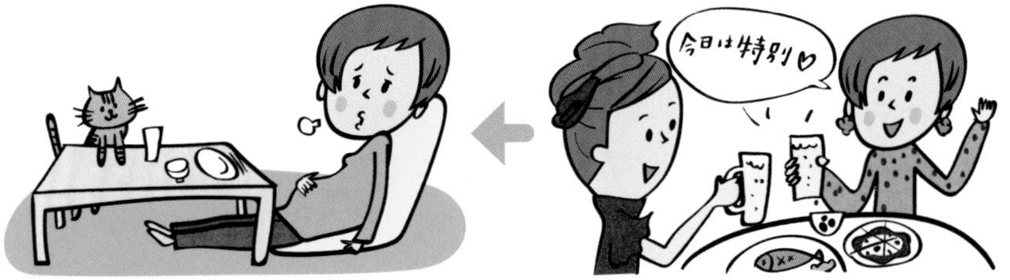

あるある パターン 3

野菜スムージーだけ、サラダだけなど、ダイエットのために極端に食事量を減らすと、すぐにおなかが空いて、結局、間食の回数が増えていた、なんてことも。小袋のお菓子でも回数を重ねればカロリーのとり過ぎに！

間食の回数が増える　　**ダイエットしようと食事量を減らす**

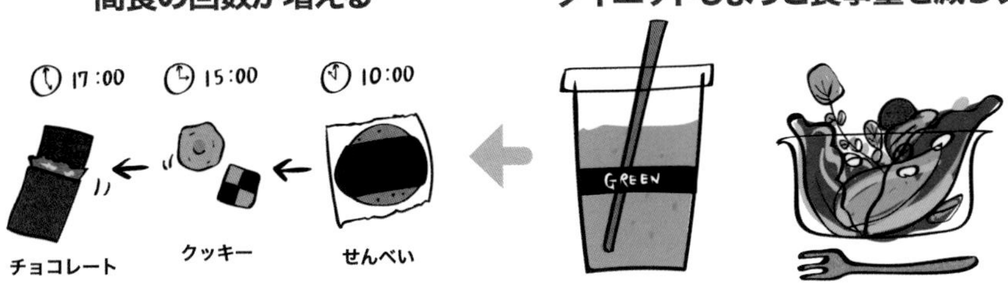

おかずみそ汁の
ダイエット効果大解剖

やせ効果 1
血糖値の急上昇を抑えて脂肪をつきにくくする

食事で、糖質の多いごはんや甘辛い味つけのおかずを食べ過ぎると、血糖値が急激に上がります。すると、太るホルモンといわれるインスリンが過剰に分泌。血中の余ったブドウ糖が中性脂肪に変わり、体脂肪が蓄えられます。おかずみそ汁ダイエットは、食事の最初に、具だくさんのみそ汁を食べる方法。次の2つのアプローチで、血糖値の上昇をゆるやかにします。

1つめは、野菜、きのこ、海藻など、みそ汁の具の食材に含まれる食物繊維の働き。食物繊維が腸内で糖質の吸収をブロックして、血糖値を上げにくくします。2つめは、みそに含まれる褐色色素成分のメラノイジンによる働きです。メラノイジンが消化酵素の働きを抑えて消化速度を低下させ、血糖値の上昇をゆるやかに。この2つのアプローチによって、食べたものを脂肪にしにくくするダイエット効果が期待できます。

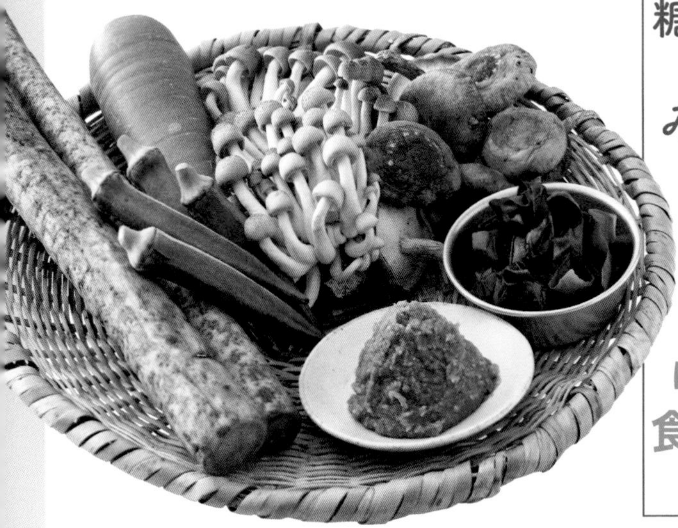

具の食物繊維が
糖質の吸収を抑制
＋
みそのメラノイジン
が消化酵素の
働きを抑える
↓
消化吸収が
ゆっくりになり、
食べたものを脂肪
にしにくくする

メラノイジンで血糖値の上昇がゆるやかに

メラノイジンの耐糖能改善効果

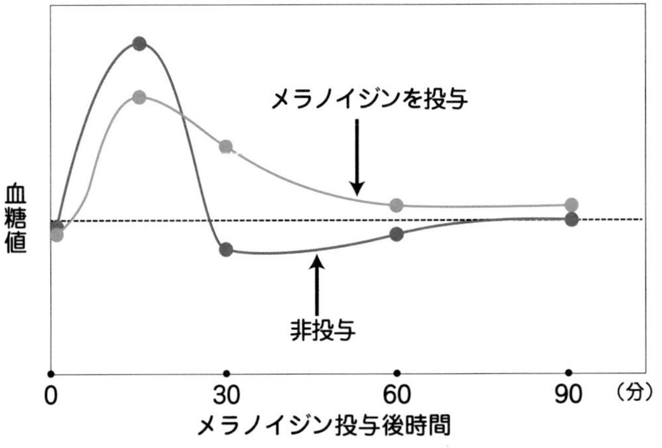

メラノイジンの血糖値に与える影響を調べた、ラットの実験結果。「しょ糖水」より「メラノイジンを混ぜたしょ糖水」のほうが、血糖値の変化がゆるやか。この結果は、消化酵素の働きをメラノイジンが抑え、血糖値の上昇を抑制したためと考えられています。

※出典／三浦理代『日本醸造協会誌』2002年97巻４号P.253-256より作成

やせ効果 2

腸内環境を整えて 美腸&おなかスッキリ

食事で肉などの動物性脂肪をとることが多く、野菜不足の人は、悪玉菌が優勢の腸内環境に。腸内細菌は糖質や脂質の代謝にも影響し、腸内フローラ（腸内細菌叢《さいきんそう》）が乱れると、肥満になりやすいこともわかってきています。

やせやすい体質をつくるには、腸内の善玉菌を増やし、便通をスムーズにすることが大切です。その美腸づくりに、おかずみそ汁が活躍します。

おかずみそ汁の具の野菜、きのこ、海藻には、食物繊維が豊富。食物繊維には2種類あり、不溶性食物繊維は便のカサを増やして腸の動きを活発に、水溶性食物繊維は便をやわらかくして排泄を促す働きがあります。

また、みそに含まれる植物性乳酸菌やメラノイジンには、腸内の善玉菌を増やす効果もあり、腸内環境を良好にします。毎日、おかずみそ汁を食べることで、腸から余分なものをためにくい体をつくれます。

おかずみそ汁で美腸になる理由

メラノイジン、植物性乳酸菌が腸内環境を良好に

みその褐色色素成分のメラノイジンは、食物繊維と似た働きをする成分。さらに、発酵食品のみそには植物性乳酸菌が含まれます。これらの成分が腸内の悪玉菌を減らして善玉菌を増やし、乱れた腸内環境を良好にします。

具に含まれる水溶性、不溶性の食物繊維が便通を改善

不溶性食物繊維ばかりとるとおなかが張ることも。「不溶性2：水溶性1」の割合でとるのが理想です。おかずみそ汁は、野菜、きのこ、海藻などを具にすることで、2種類の食物繊維をバランスよく摂取できます。

メラノイジンが腸内の乳酸菌を増やす

メラノイジンの乳酸菌増殖促進効果

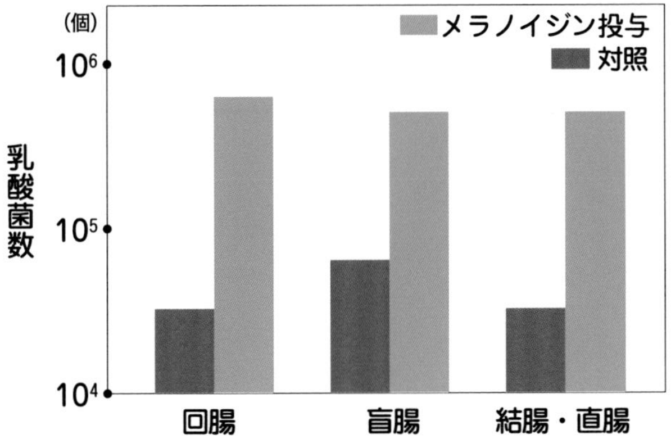

左は、メラノイジンに腸内で善玉の乳酸菌の増殖を促す働きがあるのかを調べたラットの実験結果です。メラノイジンが含まれないエサを与えたラットに比べ、メラノイジンを投与したラットのほうが腸内の乳酸菌数が増加しています。

※出典／三浦理代『日本醸造協会誌』2002年97巻4号P.253-256より作成

やせ効果 3

エネルギー代謝をアップして脂肪が燃えやすい体に！

ダイエットを成功させるには、しなやかな筋肉をつけることも不可欠です。ダイエットで食事を制限すると筋肉量が減ってしまう心配がありますが、具にたんぱく質が多い食材をプラスしたおかずみそ汁なら、その点も補ってくれます。カロリーオーバーを気にすることなく、筋肉量の低下を防ぎ、脂肪を落とすことができます。たんぱく質は、筋肉など体をつくる材料になる栄養素で、肉類、魚介類、大豆・豆製品、卵などに豊富。ダイエットに筋トレなどの運動を取り入れたい人も、筋肉の修復に必要なたんぱく質がとれるこれらの具を入れたおかずみそ汁がおすすめです。

さらに、おかずみそ汁なら、エネルギー代謝をよくする水溶性のビタミンB群を汁ごととれるので、食べたものを燃焼しやすい体に。温かいみそ汁で胃腸を温め、内臓の働きをよくすることも基礎代謝アップにつながります。

おかずみそ汁3つの代謝アップ効果

たんぱく質の具材が 良質な筋肉をつけて美ボディに

おかずみそ汁の具に、肉、魚介、大豆製品、卵をプラスし、筋肉づくりに欠かせない良質なたんぱく質を摂取。また、みそには、体に吸収されやすい必須アミノ酸が含まれます。筋肉量を増やすとエネルギー消費量がアップするので、太りにくい体になれます。

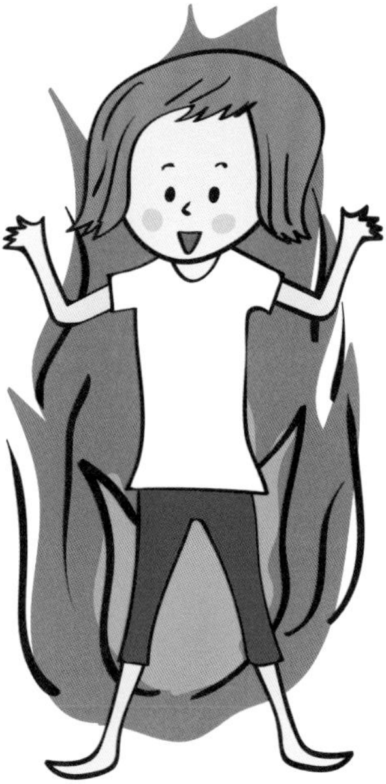

ビタミンB群を汁ごととって エネルギー代謝を促進!

ビタミンB群は、糖質、たんぱく質、脂質をエネルギーに変えるときに働く栄養素です。具に肉、魚介、大豆製品など、ビタミンB群が豊富な食材を使うと代謝が促進されます。ビタミンB群は水溶性のため水に溶け出しやすい性質がありますが、みそ汁なら汁ごと逃さず摂取できます。

内臓を温めて 基礎代謝をアップ

冷えはダイエットの大敵。内臓が冷えて深部体温が下がると、内臓の働きが低下して基礎代謝のエネルギー消費量が落ち、“冷え太り”を招きます。温かいみそ汁を食べれば、胃腸が温まって血行が改善。内臓の働きが活発になり、基礎代謝のエネルギー消費量がアップします。

やせ効果 4

みそ汁をフーフーして食べればストレス食いがストップ！

みそ汁ファーストの食べ方は、ストレスによるドカ食いを防ぎます。熱々のみそ汁を冷ますためにフーフーと息を深く吐くと副交感神経のスイッチが入り、緊張がゆるんでリラックスモードに。そして、温かい汁を飲むことで腸が温まり、幸せホルモンのセロトニンの分泌が促されて満足感が高まります。

さらに、みそには、セロトニンの材料になるトリプトファン、ストレスを軽減するGABAが含まれ、だしのうまみ成分にはリラックス効果もあります。このように、おかずみそ汁は、ストレスがたまっているときの食べ過ぎ防止に最適なメニューなのです。

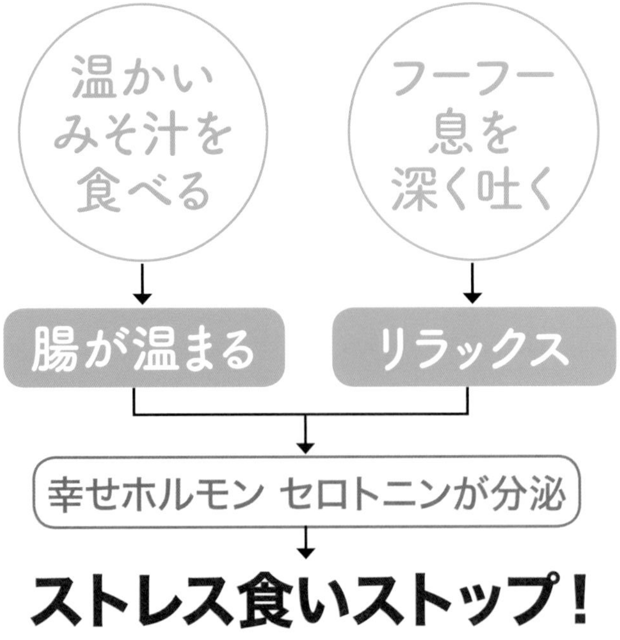

やせ効果
5

おかずみそ汁の具がむくみを予防する

むくみやすい体質で、みそ汁の塩分が気になる人もいるのではないでしょうか。『日本人の食事摂取基準（2020年版）』の1日のナトリウム（食塩相当量）の目標量は、18歳以上の男性7・5g未満、女性6・5g未満。本書のみそ汁レシピの汁の塩分量は1杯で1・9gほど※なので、オーバーすることはありません。みそは、食塩と同じ塩分量でも約30％の減塩効果があるという研究結果もあります（P.38参照）。

　さらに、おかずみそ汁は、野菜、きのこ、海藻などの具をたっぷり使うので、体内の余分なナトリウムを排出するカリウム、食物繊維がとれ、むくみを防げます。

カリウム、食物繊維が多い食材をみそ汁の具に！

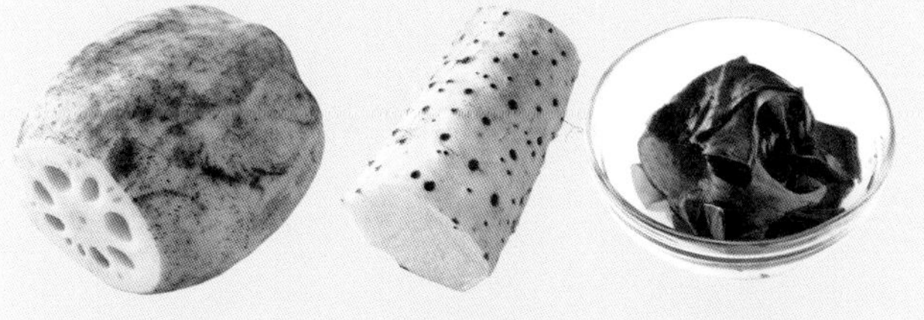

根菜　いも類　海藻

カリウムと食物繊維が多い食材は、根菜（ごぼう、れんこん、にんじん）、いも類（里いも、山いも、さつまいも）、ブロッコリー、たけのこ、海藻（わかめ）、大豆水煮、おからなど。

体内の余分なナトリウム※を排出

※ナトリウムは、多くが食塩として摂取されるミネラル。みその種類によって塩分は異なります。

研究で続々わかった!
みその美肌・健康効果

発酵食品のみその成分が美肌・健康にさまざまな効果をもたらすことが続々と研究で明らかになっています。みそに秘められたパワーのメカニズムに迫った、研究結果を紹介します!

みその
美肌効果
1

みそ汁をとり続けると肌のうるおいを保つセラミドの量がアップ!

1日3杯のみそ汁で頬の水分量が約1.4倍に!

みそ汁を1日3杯、2週間とった結果、頬《ほお》の角層の水分量（うるおい）が増加し、肌のキメが改善することが、マルコメと東京工科大学の前田憲寿教授との共同研究によって実証されました。被験者の実感アンケートでは、化粧ノリがよくなったという傾向が見られました。この美肌効果は、みそに含まれるさまざまな成分によって、皮膚のうるおい成分のセラミドが増加したことが要因と考えられるそうです。

みそ汁摂取による頬の角層水分量の増加

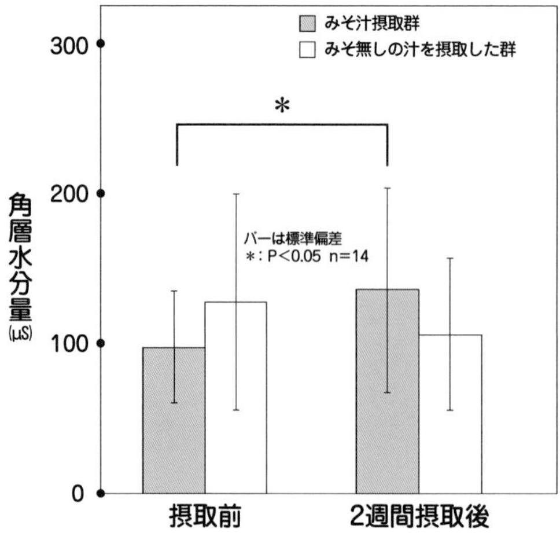

※データ提供／マルコメ（東京工科大学 応用生物学部 美科学研究室　前田憲寿教授との共同研究）

みその
美肌効果
2

みその中に含まれる遊離リノール酸に美白効果がある

みその遊離リノール酸がメラニンの合成を抑える

農林水産省食品総合研究所・新本洋士主任研究官の研究では、みその遊離リノール酸に、メラニンの合成を抑える働きがあることが確認されています。みそは、大豆のリノール酸（トリグリセリド）が発酵によって分解され、体内ですぐに働ける形の遊離リノール酸になっています。下のグラフのように、遊離リノール酸は、皮膚の細胞を傷つけることなく、メラニンの合成を抑える安全性の高い成分です。

発酵によって遊離リノール酸ができる

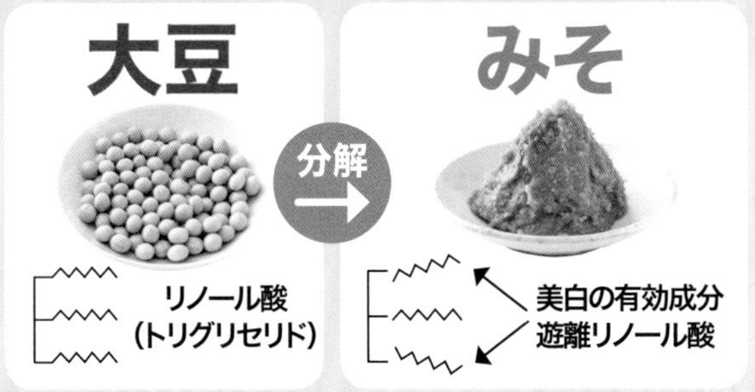

大豆のリノール酸（トリグリセリド）が発酵で分解され、遊離リノール酸に。熟成期間が長いみそほど、メラニン合成の抑制作用が強くなります。

遊離リノール酸添加によるメラニン合成量と細胞数の変化

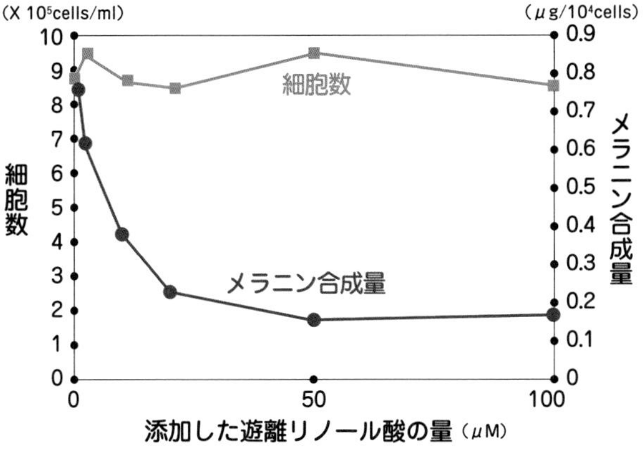

マウスのメラノーマ細胞に遊離リノール酸を添加する量が増えるほど、メラニンの合成量が抑制されています。

※出典／農林水産省食品総合研究所 食品機能部機能成分研究室主任研究官　新本洋士「みそに含まれる遊離リノール酸に、メラニン合成抑制作用を確認」1997年『みそサイエンス最前線』をもとに作成

みその
健康効果
1

みその塩出し&血管拡張パワーが血圧を上げにくくする

食塩と同じ塩分量でも みそは血圧を上げにくい

みそは食塩と同じ塩分を摂取しても血圧を上げにくく、約30%の減塩効果があることが、共立女子大学・上原誉志夫教授の研究で確認されています（下グラフ）。また、5年にわたる調査で、みそ汁の摂取頻度は血圧に影響しないことがわかりました（左グラフ）。みその成分には、腎臓からナトリウムを排出しやすくする働き、血管を拡張する作用があり、血圧の上昇を抑制すると考えられています。

食塩水・みそ水をとったときの血圧の変化

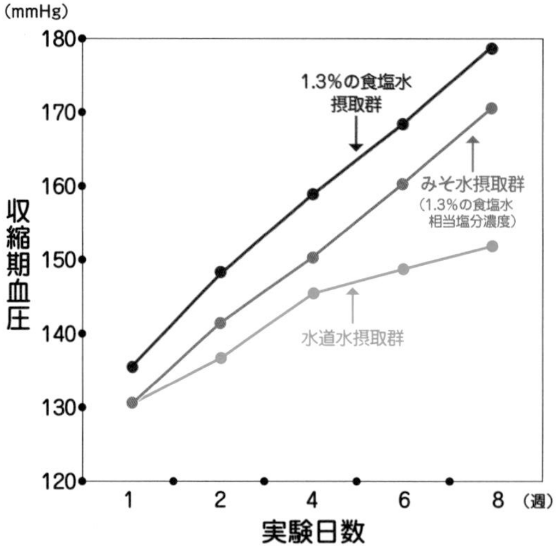

※出典／共立女子大学 上原誉志夫「みその摂取習慣と高血圧及び生活習慣病の予防について」2012年『みそサイエンス最前線』をもとに作成

みそ水は同じ塩分濃度の食塩水よりも血圧の上昇が軽度

ラットを「1.3%の食塩水」と「みそ水（1.3%の食塩水相当塩分濃度）」の群に分け、2週間ごとに血圧の変化を調査。同じ塩分濃度でも「食塩水」より「みそ水」のほうが、血圧が上昇しにくいという結果になりました。

みその摂取頻度と血圧の関係

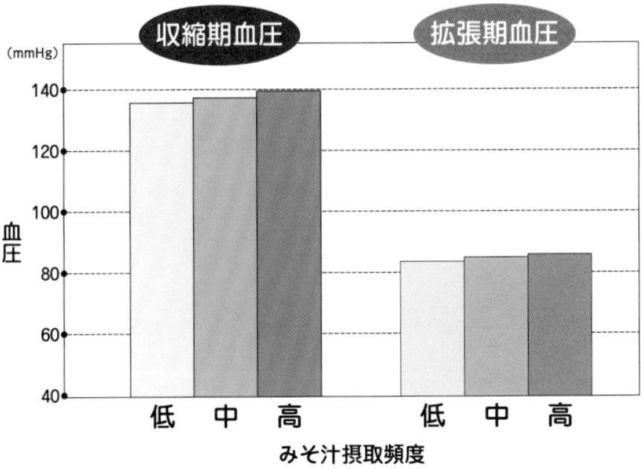

※出典／作山裕恵、立崎成葉、南茂彩、山田薫、上原誉志夫「習慣的味噌汁摂取が血圧に及ぼす影響 〜5年間の横断的観察研究〜」機能性食品と薬理栄養（日本機能性食品医用学会誌）2017;10(6):361-368.

みそ汁の摂取頻度は血圧に影響しない

みそ汁を「1日に2〜3杯ほど摂取している高頻度群」「1日に1杯ほど摂取している中頻度群」「3日に1杯ほど摂取している低頻度群」に分けて、血圧を調査。3つの群に血圧の大きな違いはなく、みそ汁の摂取頻度と血圧に関連性は見られませんでした。

みそ最新研究 News

血圧を抑える効果が高いのは米麹を使った米みそ

血圧抑制の作用が高かった順番は…

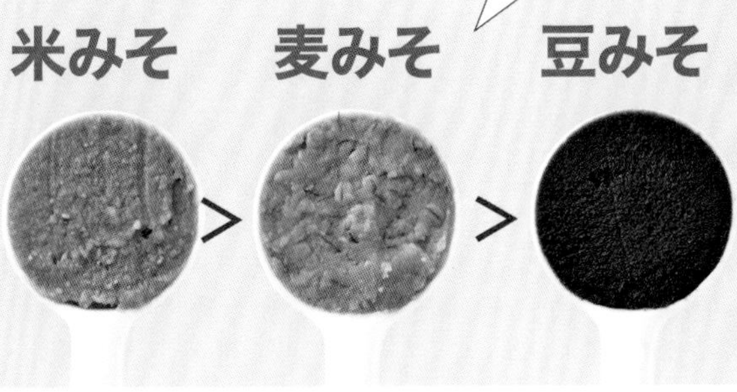

共立女子大学の上原教授の研究によると、米みそ、麦みそ、豆みそ、それぞれのみそ水をラットに与えた結果、どのみそにも血圧上昇抑制作用がありましたが、特に低下したのは米みそでした。麦みそ、豆みそは血管拡張作用が主体ですが、米みそには、加えてナトリウムを排出する利尿効果もあるためと考えられます。

※参考／上原誉志夫「味噌製造方法と健康機能性発現との関係性に関する研究」第16回 日本機能性食品医用学会より

みその健康効果 2

みそ汁をとる頻度が高い人ほど胃がんの死亡率が低い

みそ汁が胃がんのリスクを下げる

国立がんセンター研究所・平山雄博士が「みそ汁の摂取頻度と胃がんの死亡率」についての調査結果を発表しました。下のグラフを見ると、男女ともに、みそ汁をとる頻度が高い人ほど、胃がんの死亡率が低くなっています。特に、男性では、みそ汁を「毎日飲む人」に比べて「まったく飲まない人」は、胃がんの死亡率が約1.5倍も高いことがこの調査でわかりました。

みそ汁の摂取頻度と胃がんの死亡率

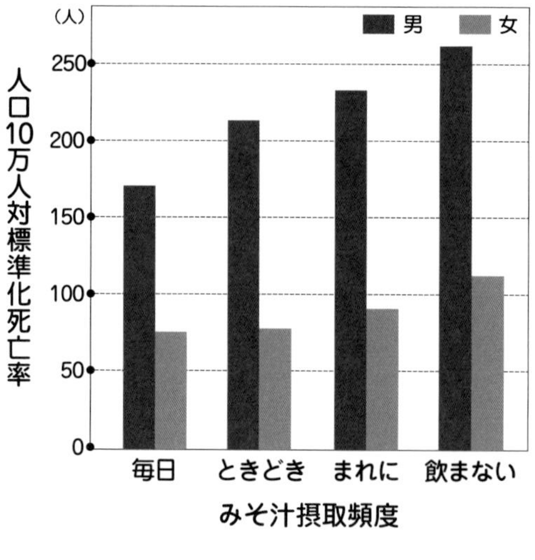

※出典／国立がんセンター研究所「みそ汁を飲む頻度と胃がんの死亡率との関係」1981年より作成

みそ汁を毎日飲む人は胃がんの死亡率が低い

みそ汁を「毎日飲む人」と「飲まない人」の胃がんの死亡率は、男女ともに大きな差があります。また、同じ調査で、みそ汁を飲まない喫煙者より、みそ汁を毎日飲む喫煙者のほうが胃がんの死亡率が低いこともわかりました。

みその
健康効果
3

1日2～3杯のみそ汁をとると乳がんになりにくい

みそ汁が乳がんの発症リスクを減らす

厚生労働省の研究班は、40～59歳の女性約2万人を対象に、「みそ汁」、「大豆、豆腐、油揚げ、納豆」の摂取量と乳がんの発生率の関係を10年にわたって追跡調査しました。その結果、下のグラフのように、「みそ汁」の摂取量が増えるにしたがって乳がんの発生率が減少。一方、「大豆、豆腐、油揚げ、納豆」の摂取量は、乳がんの発生率との関連が見られませんでした。

みそ汁の摂取頻度と乳がんの発生率

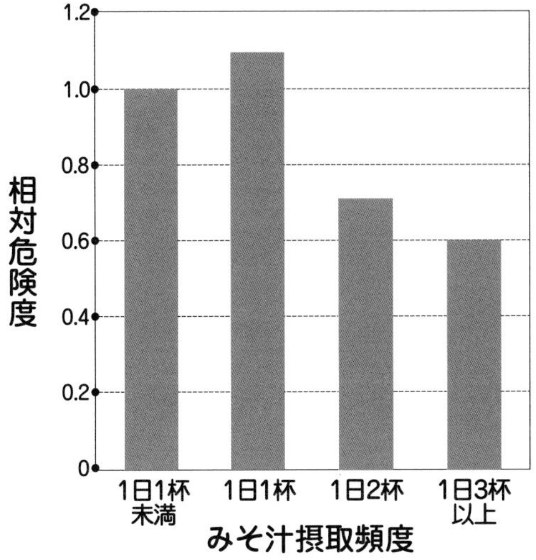

※出典／厚生労働省「日本における大豆、イソフラボン、乳がんリスクの関係」2003年より作成

みそ汁を1日3杯以上とる人は、1杯未満の人より発生率が40%減少

みそ汁の摂取が「1日1杯未満」と比べて「3杯以上」は40%も乳がんの発生率が減少していました。また、同じ調査で、閉経後の女性に限ると、大豆製品の大豆イソフラボンの摂取が多い人のほうが乳がんになりにくいこともわかりました。

みその
健康効果
4

1日1杯のみそ汁をとると血管年齢が10歳若返る

みそ汁をとる習慣で動脈硬化を予防

みそには、大豆レシチンなど血中の悪玉コレステロールを抑える複数の成分が含まれ、みそ汁をとる習慣は、動脈硬化の予防にもつながることが実証されています。共立女子大学・上原誉志夫教授は、みそ汁の摂取頻度がCAVI値*（動脈の硬さを示す血管年齢の指標）に与える影響を調査。みそ汁を1日1杯程度とっている人のCAVI値が最も低く、血管年齢が10歳ほど改善する傾向が見られました。

みそ汁の摂取頻度別 血管年齢への効果

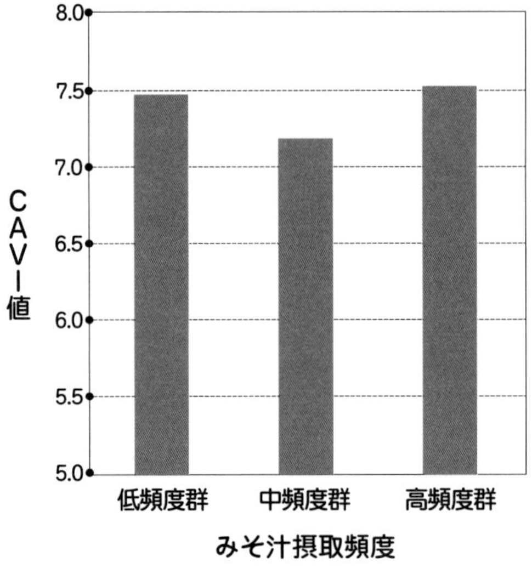

※出典／上原誉志夫「習慣的味噌汁摂取が血管年齢に与える影響」2013年日本高血圧学会総会より作成

1日1杯のみそ汁を摂取している人は血管年齢が10歳ほど若かった

みそ汁の5日間の摂取回数で、高頻度群（6～15回）、中頻度群（3～5回）、低頻度群（0～2回）に分け、CAVI値を調査。いずれの群も正常値で、中頻度群のCAVI値が最も低く、1日1杯のみそ汁が血管年齢を改善する可能性があります。

＊CAVI値の正常値は8以下です。動脈硬化が進行するほどCAVI値が高くなり、9以上で動脈硬化が疑われます。

Part2

医師が考えた！3つのルールで即やせる

おかずみそ汁ダイエット実践編

いよいよPart2では、おかずみそ汁ダイエットで効率よくやせる方法＆知っておきたいコツを紹介します。まずは、具に使う野菜の量、食べるタイミングなどのルールからチェック！目的別のメニューの決め方、やせ効果を高める具の選び方などもお伝えします。

おかずみそ汁ダイエット

3つのルール

おかずみそ汁ダイエットのルールは３つだけ！　みそ汁に使う野菜の量、食べるタイミングなど、簡単に実行できることばかりです。その基本を押さえてダイエットスタート！

ルール1　みそ汁1杯に½日分の野菜を入れる

おかずみそ汁の具は、低カロリーで食物繊維がとれる野菜をたっぷり使うのが基本です。本書のレシピは、１日分の野菜（摂取目標量の350ｇ分※）を使用しています。つまり、１杯で½日分の野菜をとることが可能！　Part３（P.61～）のレシピを参考に、家にある野菜でアレンジしてもOK。野菜を煮るのでカサが減って食べやすくなり、汁に溶け出したビタミンC、B群、カリウムなどの栄養もあますことなくとれ、代謝アップを手助けします。

野菜350gで2杯分のみそ汁を作る

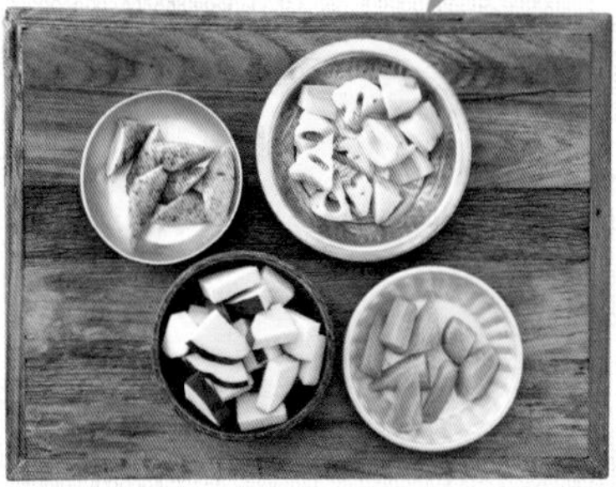

½日分の野菜

夕食

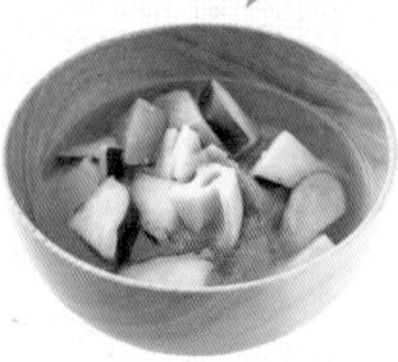

½日分の野菜

翌日の朝食

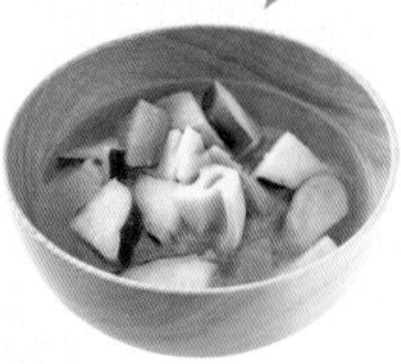

2食で分けて食べてもOK

夜、２杯分のおかずみそ汁を作ったら、夕食、翌日の朝食の２食に分けて食べる方法も。その場合、冷蔵室で保存し、食べるときはしっかり再加熱して。

※野菜350ｇ分に、きのこ、野菜の水煮缶などを含みます。

生の野菜だと山盛りになって
食べにくいけれど…

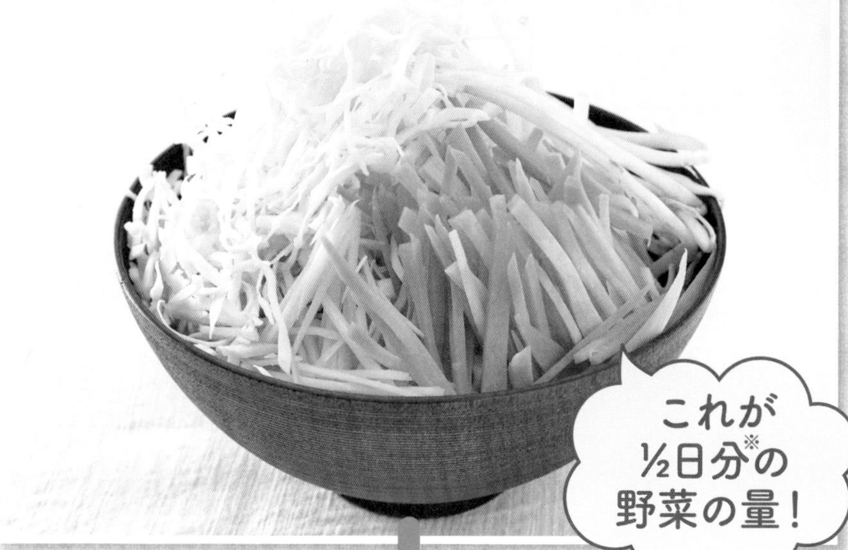
これが
½日分※の
野菜の量！

おかずみそ汁にすれば
野菜のカサが減って食べやすい！

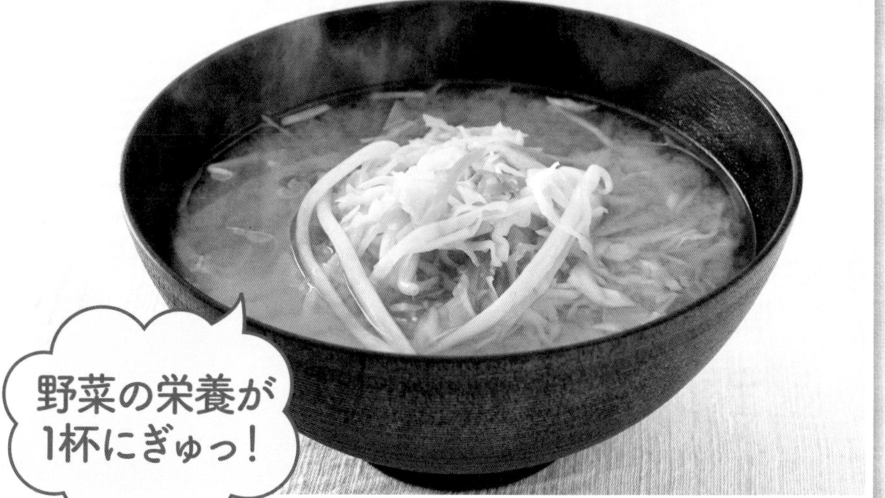
野菜の栄養が
1杯にぎゅっ！

※上の写真は、野菜の1日の摂取目標量350gの半分の量（約175g）です。

ルール

2 食べる順番はみそ汁ファースト

食事の最初に、おかずみそ汁をフーフーと冷ましながらゆっくり食べましょう。具だくさんだから、おなかが満たされ、汁のだしのうまみ効果でリラックス。熱々の具をハフハフしながら食べて口の中を刺激することも、ドカ食いを防ぐ効果があります。おかずみそ汁を食べ切ったら、主菜（肉、魚介のおかず）、主食（ごはん）を自由に食べてOK。この、みそ汁ファーストの食べ方を習慣化すれば自然と食べ過ぎなくなり、適量で満足できるように。

**食事のはじめに
フーフーしながら
おかずみそ汁を
すべて食べる**

↓

**あとは、
主菜、主食を
自由に食べる**

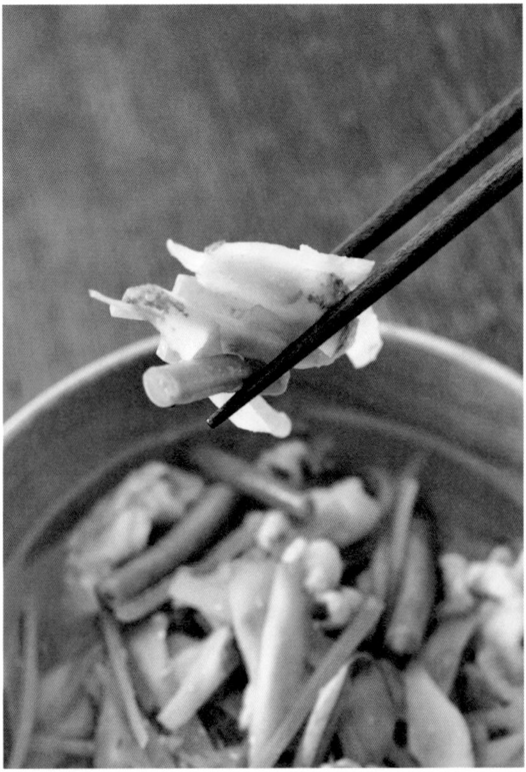

ルール 3

1日に1食は みそ汁を食べる

ライフスタイルに合うタイミングで、１日１食はおかずみそ汁を食べましょう。やせ効果を得やすいのは、夕食。夜間はエネルギー消費量が少ないため、夕食を食べ過ぎると脂肪として蓄積します。夕食の最初におかずみそ汁をとって食べ過ぎを防ぐことで、血糖値の急上昇が抑えられるのです。一方、朝食で食物繊維が多いおかずみそ汁を食べるのもおすすめ。セカンドミール効果で、次の昼食での血糖値の上昇をゆるやかにする効果も期待できます。

夜遅ごはんなら おかずみそ汁1品でOK

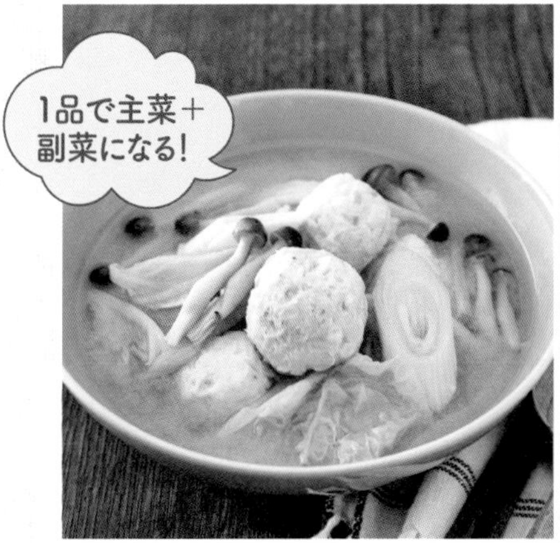

帰宅が遅くなった日の夕食は、おかずみそ汁1品にして、主食は極力少なめに。空腹感が少ないようなら主食なしでも。野菜＋肉・魚介を具にすれば、栄養バランスのよいメインおかずになります。

レシピは P.92へ

朝食や休日ランチは レンチンみそ汁が手軽

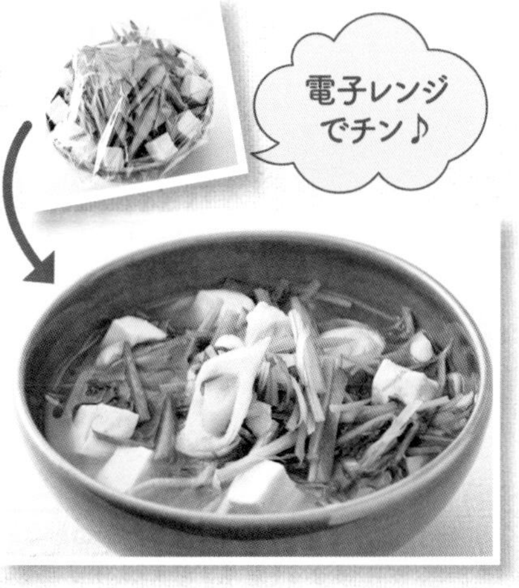

慌ただしい朝や簡単に済ませたい休日ランチは、電子レンジでチンするだけで完成するおかずみそ汁がラク。P.114～のレンチンで１人分のおかずみそ汁がラクに作れるレシピを参考にして。

レシピは P.114へ

ダイエットの
シーン別

おかずみそ汁の
メニューの決め方

「食べ過ぎをリセットしたいとき」「筋トレをしているとき」など、ダイエットの目的やシーンに応じておかずみそ汁のメニューを選んでみて。狙った効果を得やすくなります！

食べ過ぎをリセットしたいとき

3日間、夕食をおかずみそ汁1品に

食べ過ぎてしまった後は、3日間、夕食だけおかずみそ汁1品にして主食を抜き、とり過ぎた分のカロリーを調整しましょう。具は「野菜＋肉、魚介」の組み合わせに。和風のみそ汁だけではなく、キムチを加えて韓国風、カレー粉でエスニック風にするなど、味をアレンジすれば、食べ飽きません。

おすすめメニュー

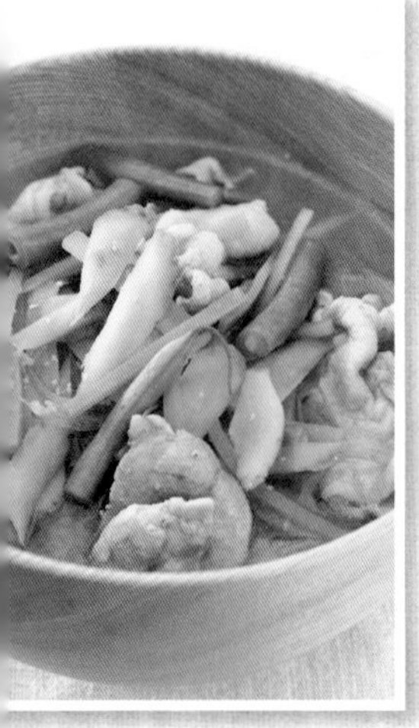

豚肉とささがき
ごぼうのみそ汁

レシピは P.97へ

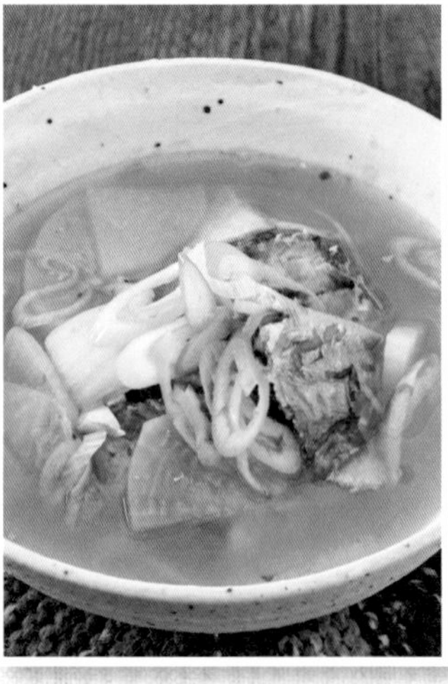

さば缶と大根の
キムチみそ汁

レシピは P.100へ

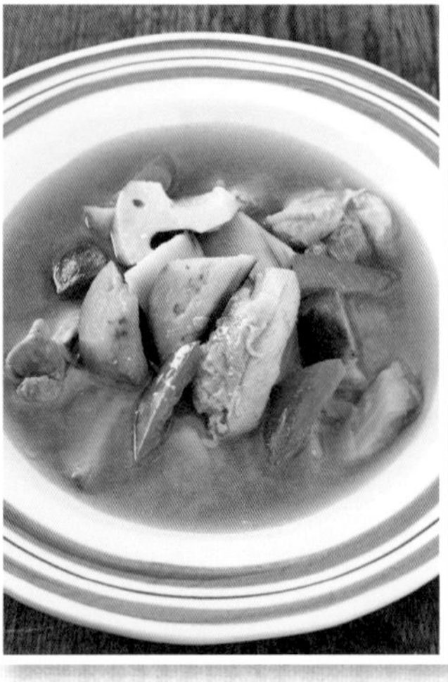

鶏もものスープ
カレー風みそ汁

レシピは P.113へ

忙しくて疲れているとき

電子レンジで作れる簡単みそ汁に

疲れているときは、火を使わず、電子レンジでチンするだけで作れるおかずみそ汁がおすすめ！　鍋いらずで洗いものの手間も減ります。

おすすめメニュー

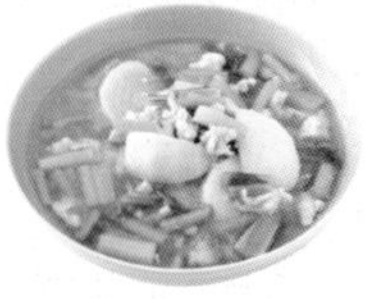

鶏そぼろとかぶのみそ汁

レシピは P.119へ

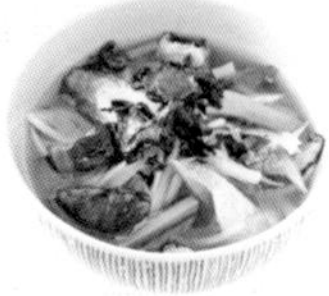

ちくわと小松菜、干ししいたけのみそ汁

レシピは P.118へ

揚げものが食べたい！とき

ネバネバ食材のおかずみそ汁をチョイス

ダイエット中でも揚げものが食べたいときは、水溶性食物繊維が豊富なオクラ、なめこ、海藻のおかずみそ汁を。腸で脂の吸収をブロックします。

おすすめメニュー

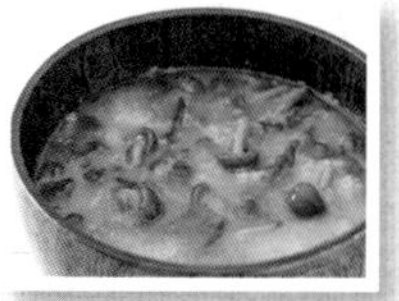

なめこと小松菜のみぞれみそ汁

レシピは P.76へ

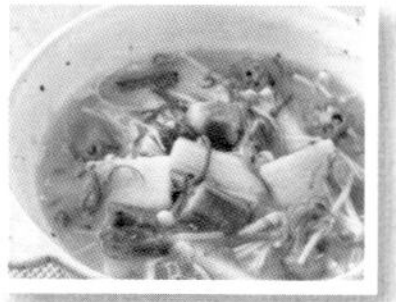

めかぶとオクラ、長いものネバネバみそ汁

レシピは P.78へ

糖質オフダイエット中のとき

緑の野菜やきのこメインに、肉、魚介、大豆製品プラスも○

低糖質な小松菜、ブロッコリーなどの緑の野菜、もやし、きのこ、海藻のおかずみそ汁に。主食を抜く場合、肉や魚介、大豆製品を加えて満足度アップも○。

おすすめメニュー

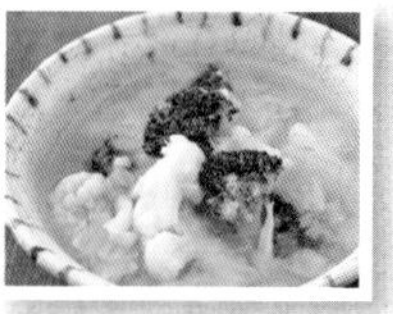

ブロッコリーとカリフラワーのみそ汁

レシピは P.67へ

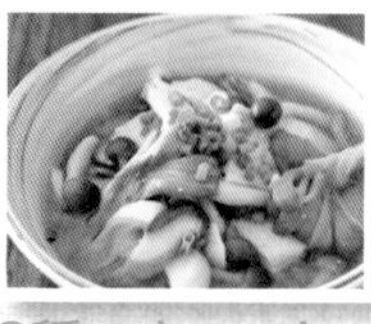

3種のきのこと油揚げのみそ汁

レシピは P.74へ

減量のために筋トレをしているとき

良質なたんぱく質たっぷりのみそ汁を

筋肉づくりに欠かせない良質なたんぱく質が豊富な肉、卵を入れたおかずみそ汁に。鶏ささ身など、低脂肪で高たんぱくな食材を選ぶとさらに◎。

おすすめメニュー

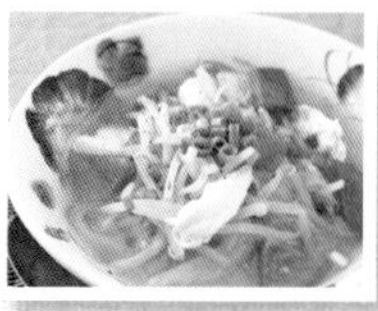

鶏ささ身のエスニック風みそ汁

レシピは P.94へ

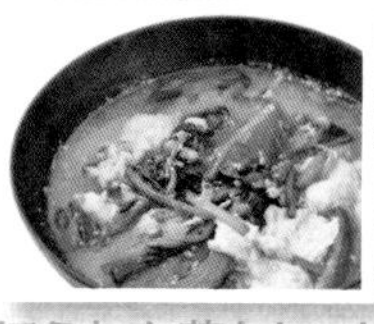

ほうれん草とトマトのかきたまみそ汁

レシピは P.90へ

好みのものを選んでOK!

みその種類と特徴

おかずみそ汁ダイエットをおいしく続けるためには、自分の好みのみそを選びましょう。
米みそ、麦みそ、豆みそなど、みその種類ごとの栄養成分や特徴をチェック!

大豆+米麹で発酵

米みそ

赤色辛みそ

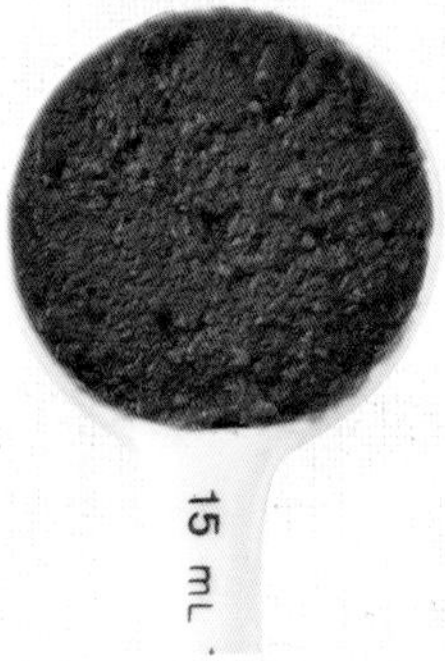

右の淡色辛みそよりも熟成期間が長いため、赤っぽい濃い茶色をしています。褐色色素成分のメラノイジンが豊富です。赤色辛みそは、仙台みそ、越後みそ、津軽みそ、秋田みそなどがあります。

大さじ1あたり 33kcal	
塩分	2.3g
たんぱく質	2.4g
脂質	1.0g
炭水化物	3.8g
ナトリウム	918mg
カリウム	79mg

淡色辛みそ

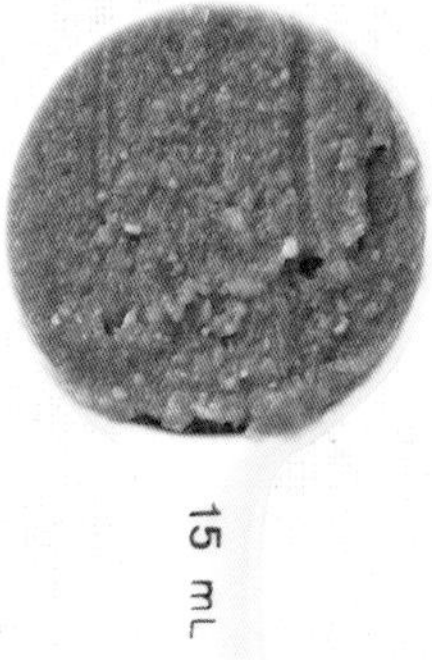

左の赤色辛みそより淡い色ですが、右の白みそより熟成期間が長いので、褐色色素成分のメラノイジンが増えて色が濃くなっています。辛口の深みのある味わいで、香り豊か。信州みそなどがあります。

大さじ1あたり 35kcal	
塩分	2.2g
たんぱく質	2.3g
脂質	1.1g
炭水化物	3.9g
ナトリウム	882mg
カリウム	68mg

白みそ(甘みそ)

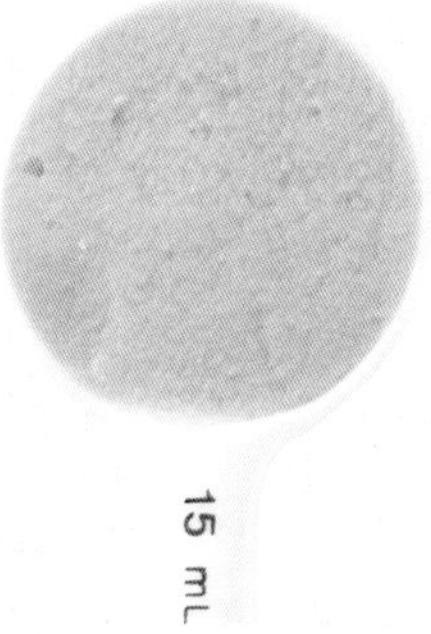

白みそには、米麹が多く使用されています。熟成期間が短いので、淡いクリーム色。甘みがあり、塩分は少なめです。ストレスを軽減するGABAが多く含まれます。西京白みそ、讃岐白みそなど。

大さじ1あたり 39kcal	
塩分	1.1g
たんぱく質	1.7g
脂質	0.5g
炭水化物	6.8g
ナトリウム	432mg
カリウム	61mg

みそ汁2人分のみその適量は大さじ1と½

この本のレシピは、だし汁２カップに対して、みそ大さじ1½を基本にしています。

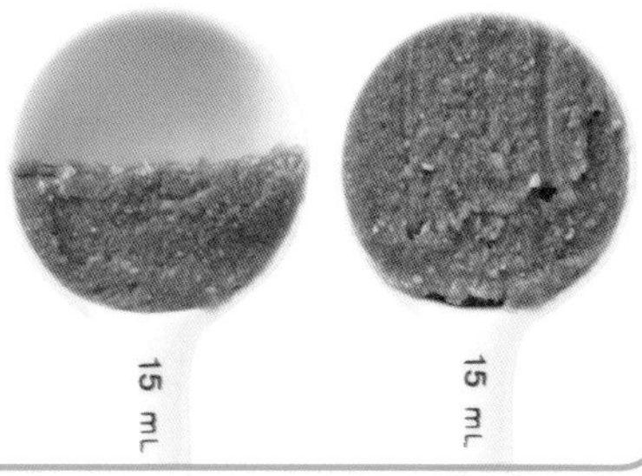

塩分がカットされている

減塩みそ

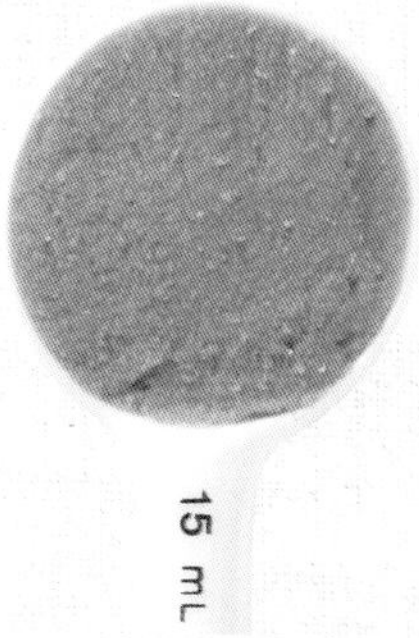

減塩みそは、『日本食品標準成分表』のみそ、またはメーカー従来品のみそと比べて100gあたりの塩分がカットされているもの。「塩分25%カット」「食塩50%カット」などと表記されています。

大さじ1あたり 35kcal

塩分	1.9g
たんぱく質	1.9g
脂質	1.0g
炭水化物	4.4g
ナトリウム	738mg
カリウム	83mg

大豆の豆麹で発酵

豆みそ（赤みそ）

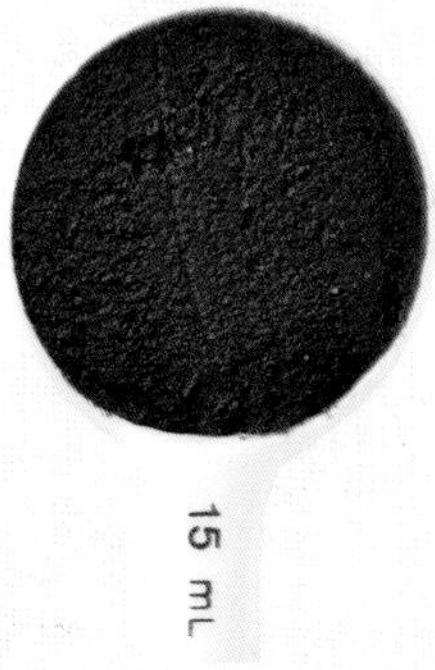

豆みそは、大豆の豆麹で発酵させたもの。長期熟成するため色が黒みをおびた赤茶色で、メラノイジンがたっぷり。大豆が主原料なので、たんぱく質、カリウムが多く含まれます。東海地方の八丁みそなど。

大さじ1あたり 39kcal

塩分	2.0g
たんぱく質	3.1g
脂質	1.9g
炭水化物	2.6g
ナトリウム	774mg
カリウム	167mg

大豆＋麦麹で発酵

麦みそ

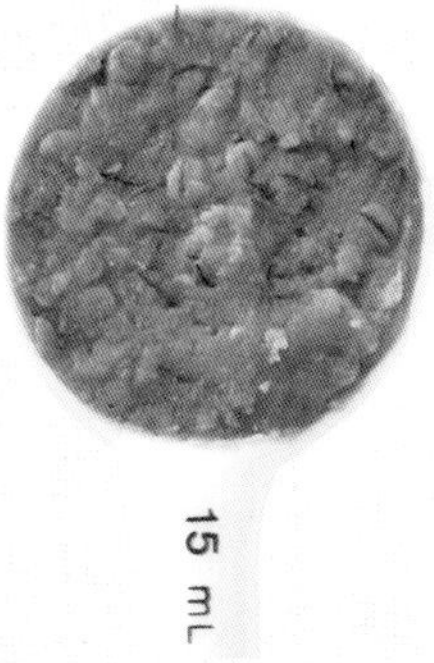

甘口と辛口の２種類あり、赤っぽく濃い色をしている辛口が熟成期間が長いもの。麦みそは、麦麹の香り豊かで、あっさりした味わいです。瀬戸内麦みそ、九州麦みそ、薩摩みそなどがあります。

大さじ1あたり 36kcal

塩分	1.9g
たんぱく質	1.7g
脂質	0.8g
炭水化物	5.4g
ナトリウム	756mg
カリウム	61mg

参考文献／『食品の栄養とカロリー事典 改訂版』（女子栄養大学出版部）

やせ効果をアップさせる

みそ汁の具の選び方

おかずみそ汁を作るときの具選びに役立つように、「便秘解消を助ける美腸食材」「脂肪が燃える体をつくる代謝アップ食材」など、おすすめの具を紹介します！

食物繊維、カリウムがため込まない体をつくる

美腸・デトックス 食材

便秘＆むくみ解消には、食物繊維、カリウムが豊富な具を。不溶性食物繊維が多い根菜、水溶性食物繊維を含むネバネバ食材（オクラ、海藻など）を具にすると美腸に！　これらの食材はカリウムも多く、むくみを防げます。

根菜

ごぼう、にんじん、れんこんなどには、腸壁を刺激して動きを活発にする不溶性食物繊維が多く含まれ、カリウムも豊富です。

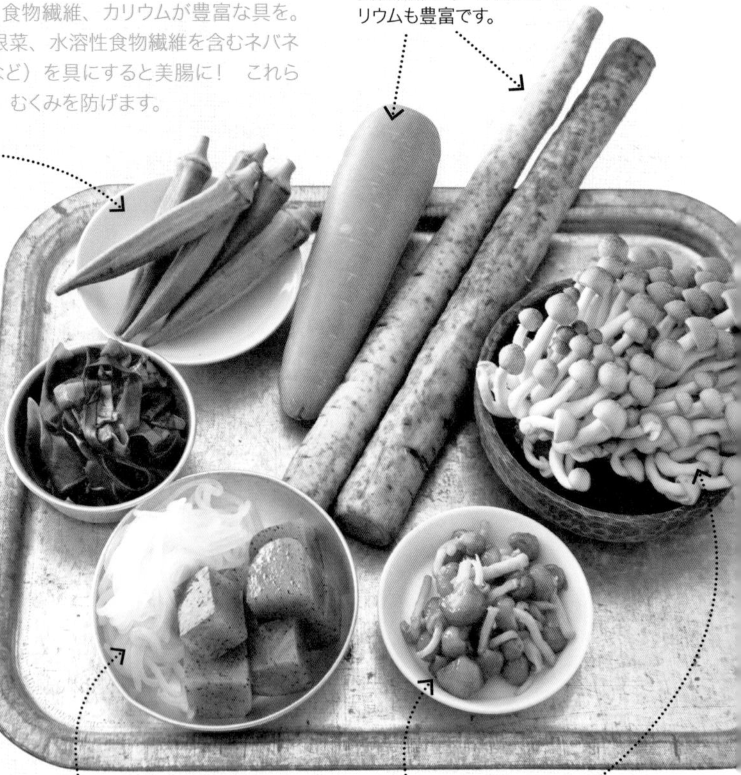

オクラ

オクラの粘り成分は、水溶性食物繊維のペクチン、ムチンです。腸内の善玉菌のエサになって腸内環境を改善。ムチンは、山いも、里いもにも含まれます。

海藻

海藻のぬめり成分は、水溶性食物繊維のアルギン酸、フコイダン。腸で脂の吸収を抑え、余分なナトリウムを排出して肥満＆むくみを防ぎます。

こんにゃく・しらたき

昔から体の砂払いといわれる腸の掃除役。食物繊維のグルコマンナンが腸内を通って、便とともに老廃物を排出。

きのこ

食物繊維とカリウムが多いデトックス食材。なめこのぬめり成分はムチンで、水溶性食物繊維が補えます。

たんぱく質、ビタミンB群で代謝のいい体に

代謝アップ 食材

やせやすい体をつくるには、筋肉の材料になるたんぱく質、エネルギー代謝を助けるビタミンB群がとれる食材をおかずみそ汁にプラス。筋肉量の低下を防いで、余分な脂肪を落とせます。たんぱく質とビタミンB群は、肉、魚介、大豆・豆製品、卵などに多く含まれています。

大豆製品

大豆は畑の肉といわれ、大豆製品は植物性のヘルシーで良質なたんぱく源として活躍。納豆には、3大栄養素を代謝するのに働くビタミンB_2がたっぷり!

豚もも肉

豚肉には、エネルギー代謝に関わるビタミンB_1、B_2などが豊富。脂質が多いバラ肉より、赤身の部位（もも、ヒレ）が低脂肪でダイエット中にはおすすめ。

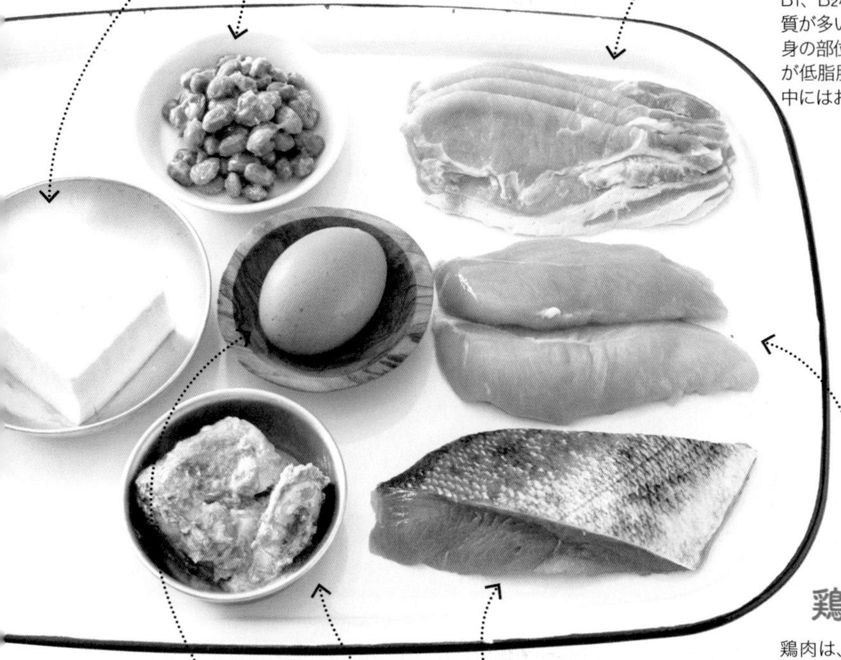

鶏ささ身

鶏肉は、ささ身、むね肉が低脂肪。鶏ささ身は、たんぱく質の代謝を助けるビタミンB_6が多く、鶏むねには抗疲労成分イミダゾールジペプチドが含まれます。

卵

卵は、ビタミンCと食物繊維以外の栄養を含む準完全栄養食品。必須アミノ酸、ビタミンB_2が多く、悪玉コレステロールを抑えるレシチンがとれます。

さば・さけ

手軽に使えるさば水煮缶、さけの切り身からは、良質なたんぱく質、ビタミンB_1、B_2、血中の中性脂肪を低下させるEPA、DHAなどがとれます。

糖質オフ&低カロでたっぷり食べても太らない

カサ増し満腹 食材

食事のボリュームがないともの足りなさを感じてしまいがち。そんなときは、低糖質&低カロリーな食材でおかずみそ汁をカサ増しして、よく噛んで食べましょう。小松菜などの緑の野菜、もやし、きのこ、こんにゃくなどが低糖質&低カロリーです。食べても脂肪になりにくいので安心。

緑の野菜

青菜（小松菜、ほうれん草、チンゲン菜、水菜）、レタス、ブロッコリー、グリーンアスパラガス、オクラなど、緑の野菜は低糖質でカサ増しに活躍します。

もやし

もやしは糖質量が少なく、ビタミンB_2、食物繊維などが補えます。また、発芽野菜の豆苗、貝割れ菜も低糖質。安価で火が通りやすいところも便利です。

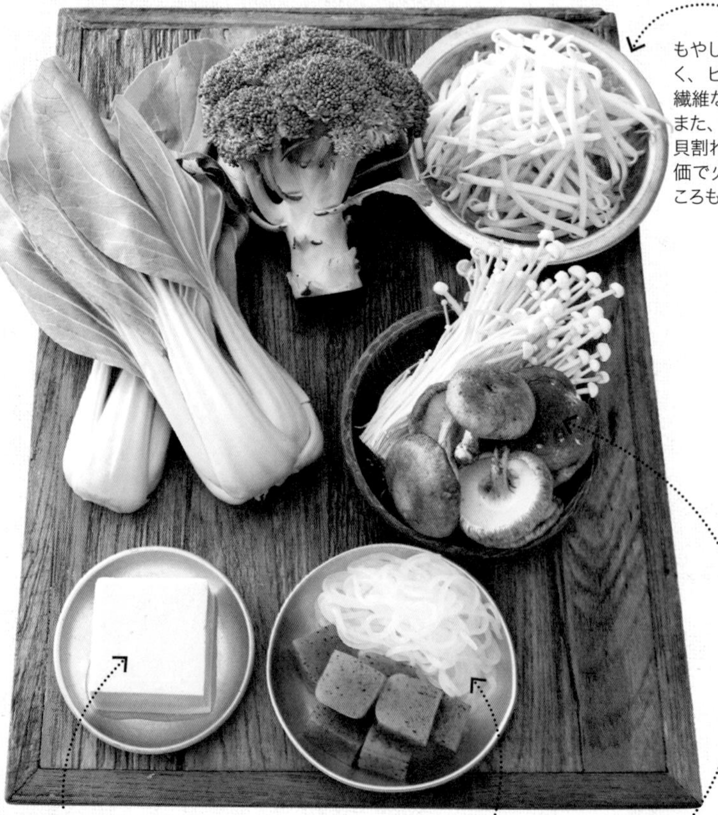

大豆製品

大豆製品は、肉に比べて、低カロリーなたんぱく源。木綿豆腐より絹ごし豆腐のほうが低カロです。みそ汁にコクを出して満足感を上げるなら油揚げ、厚揚げを。

こんにゃく・しらたき

こんにゃく、しらたきは、ほとんどが水分なので超低カロリー。弾力のある噛み応えで、ほどよい重みもあり、おなかが満たされます。

きのこ

きのこは低糖質&低カロリーで、食物繊維、カリウム、ビタミンB_2など、ダイエットに役立つ栄養満点。弾力のある食感、うまみも満足度アップにつながります。

ドクターおすすめ

みそ汁に＼プラスオン／するだけ

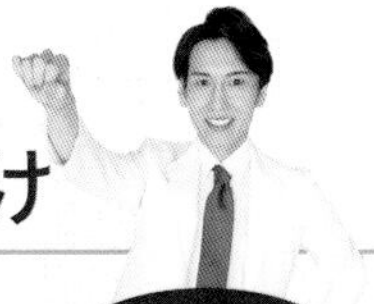

ちょい足しやせパワー 食材

おかずみそ汁に手軽にプラスできる、やせパワーのあるちょい足し食材を工藤医師がチョイス。「冷えが気になるときは、血流アップのおろししょうが」「イライラして食べ過ぎてしまいそうなときは、香りのいいゆずの皮をのせる」など、体調に合わせて食材を選んで。

香りの効果でドカ食い防止

ゆずの皮

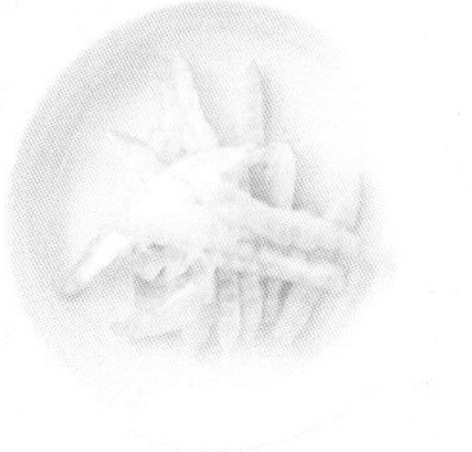

ゆずの香り成分のリモネンにはリラックス効果があり、みそ汁にちょい足しして香りを楽しむことで、食べ過ぎ防止に。皮のヘスペリジンは、血流を改善します。

辛み成分が血流をアップする

しょうが

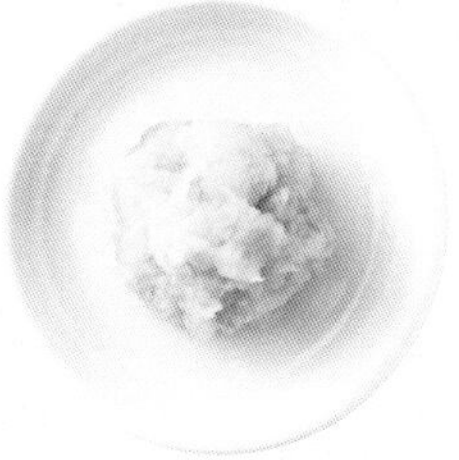

辛み成分のジンゲロール、ショウガオールが血流をよくして、エネルギー代謝を高めます。すりおろしてちょい足しするか、せん切りにして具にしても。

数種のスパイスが胃腸を元気に！

カレー粉

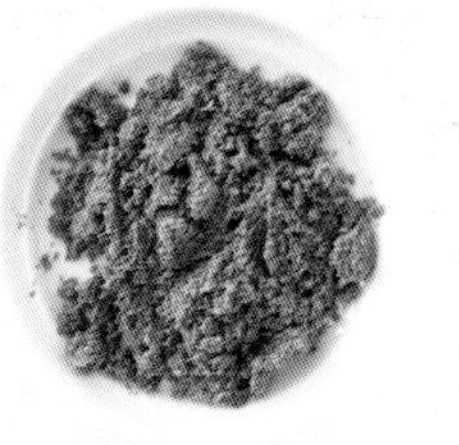

カレー粉には、ターメリック、クミン、こしょう、赤とうがらしなどが使われています。スパイスが胃腸の働きをよくし、血流アップや脂肪燃焼をサポート。

みその発酵食品のW使いで美腸に

キムチ

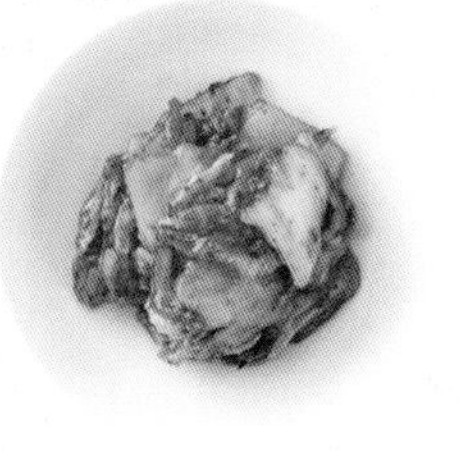

植物性乳酸菌を含む、みそ＆キムチの組み合わせで、腸内の善玉菌を増やす美腸効果をアップ。赤とうがらしのカプサイシンが体を温め、冷えを防ぎます。

おなかでふくらんで満足感アップ

おから

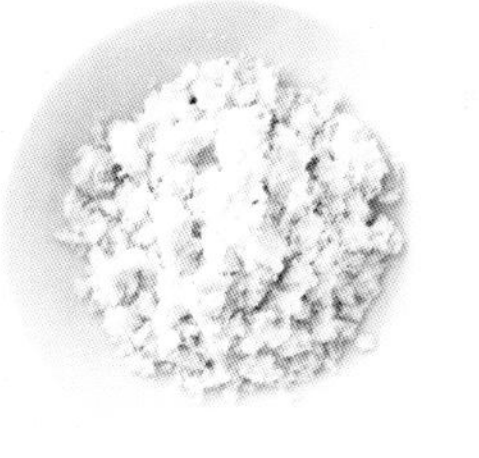

おからは、大豆から豆乳を絞ったあとの残りかすで、食物繊維の宝庫。水分を吸ってふくらみ、満足感を高めます。おからパウダーをちょい足ししてもOK。

良質な脂質のオメガ3脂肪酸が豊富

えごま油

えごま油には、オメガ3脂肪酸のα-リノレン酸がたっぷり。血流をよくして脂肪燃焼を促します。加熱せず、器に盛ってからティースプーン1杯分をプラス。

＼3ステップで簡単！／

おかずみそ汁 作り方の基本

おかずみそ汁の作り方は、3ステップだからラクラクです。食べ応えを出すための具の切り方、調理の時短のコツ、みそを溶き入れるときの火加減などをチェックしておきましょう！

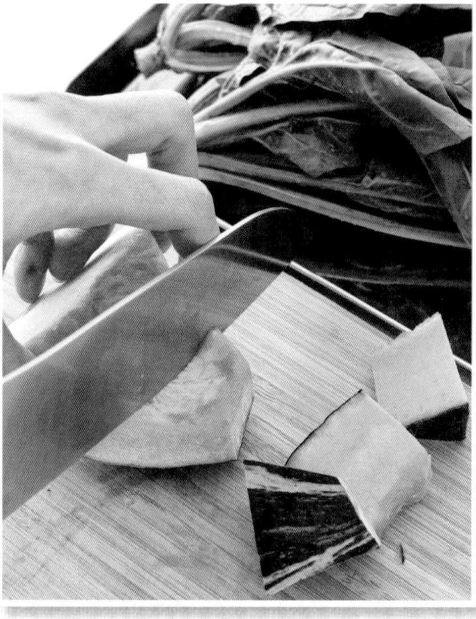

1 具を切る

ひと口大、乱切りなど具を大きめに切れば、噛む回数が増えて早食い防止に。忙しいときは、薄切りなど火が通りやすい切り方で加熱時間を短縮。

POINT 食べ応えを出すなら具を大きめにカット

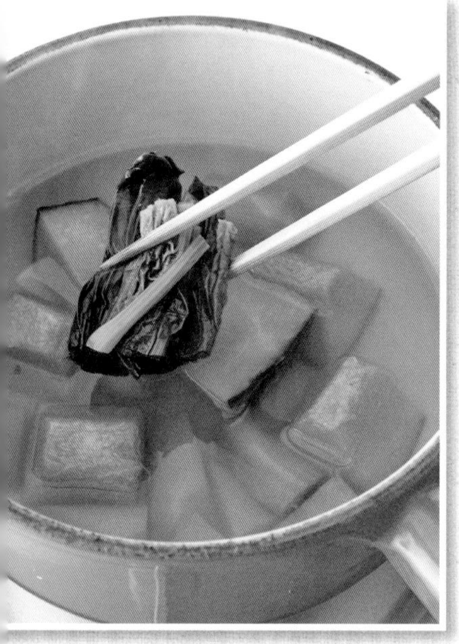

2 だし汁に具を入れる

2人分の場合、鍋にだし汁2カップを入れ、火が通りにくい根菜、いもから中火で煮て、最後に葉もの野菜を加え、さっと火を通します。

POINT 根菜、いもなどは電子レンジで加熱してから入れて、時短もOK

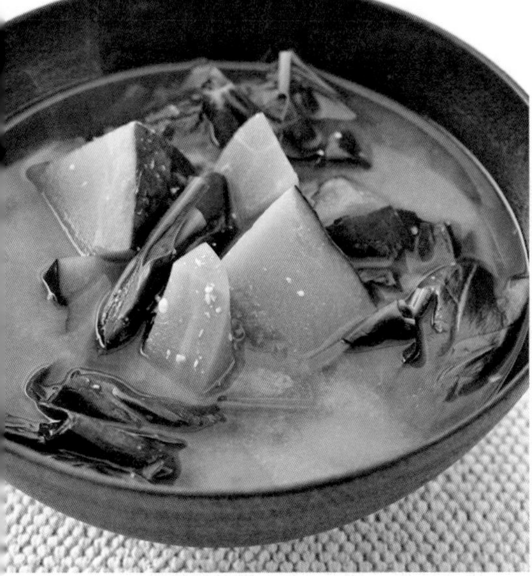

熱々の状態でいただきます！

できたてのおかずみそ汁は、みそとだしの香り、うまみをしっかり感じられ、食事の最初に食べれば、おなかも心も満たされます。

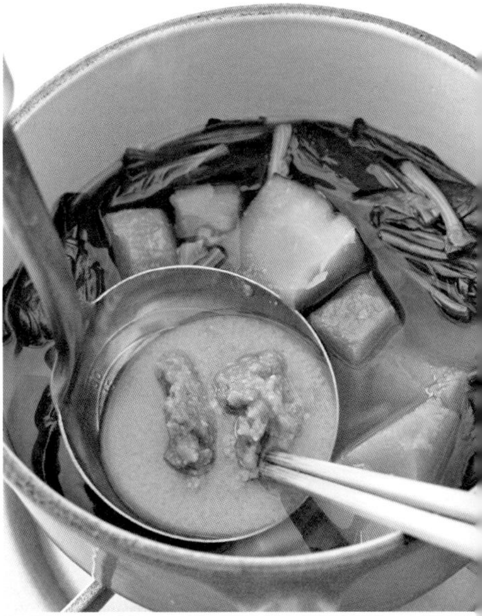

3 みそを溶き入れる

具材に火が通ったら、弱火にしてみそ大さじ1½を溶き入れ、ひと煮立ちさせて（煮立ちはじめで）火を止めます。器に盛って、完成です！

POINT みその香りがとばないように弱火にして溶き入れる

もっと簡単に作るなら…

電子レンジでチンして作る

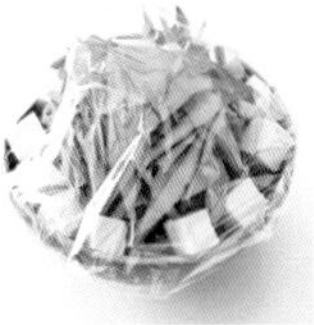

1人分の量で作るなら、鍋を使わず、電子レンジで加熱するのがラクチンです。耐熱の器にだし汁を入れてみそを溶き、具材を入れてラップをかけ、電子レンジで加熱します。

レシピは P.114へ

冷凍みそ汁の具セットを活用

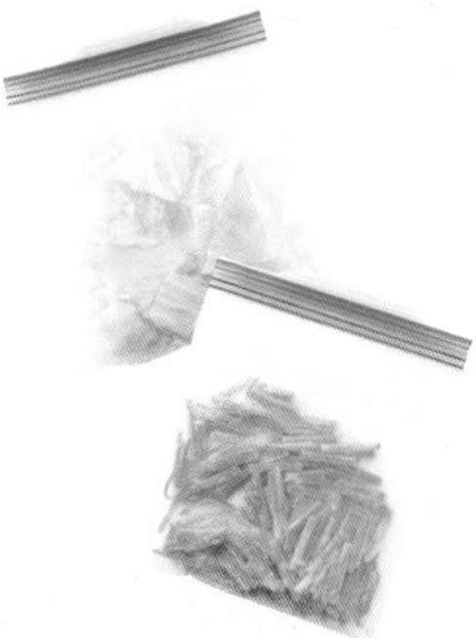

野菜は、一度にまとめて切って冷凍用保存袋に入れ、冷凍ストック。調理のたびに切る手間が減ります。凍ったままだし汁に入れ、加熱してOK。市販の冷凍カット野菜を使っても。

くわしくは P.120へ

＼減塩&満足度アップ／

みそ汁のだしの簡単アイデア

みそ汁のだしのうまみ成分には、満腹感の持続やリラックス効果などがあり、だしを効かせることで減塩にもつながります。手間がかからない、だしのとり方を紹介します！

食塩・化学調味料不使用のだしパックで手軽にだしをとる

だしパックは、中身が粉末状なので５分ほどで風味のよい本格的なだしがとれます。選ぶときは、パッケージの原材料名をチェックして。食塩・化学調味料不使用で、削り節、昆布など天然の素材だけのものを選ぶと減塩に。素材のうまみを味わうようにすると塩辛い濃い味を好む味覚が改善し、薄味に慣れます。

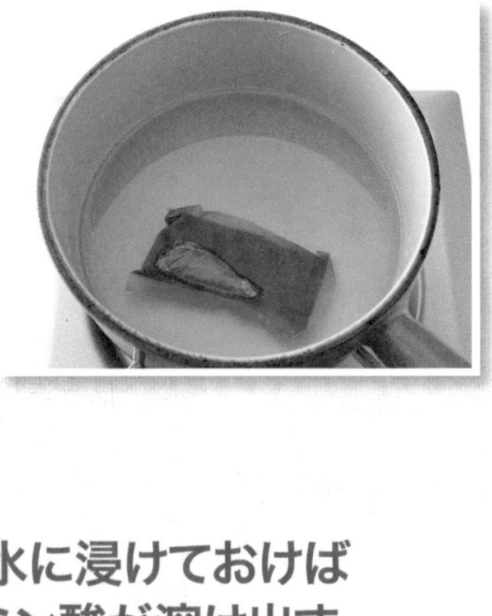

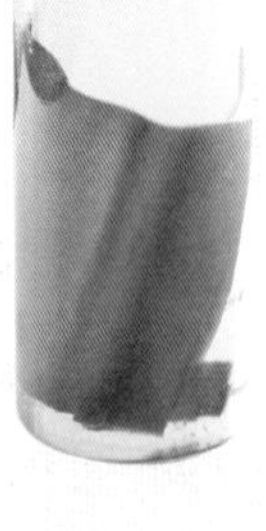

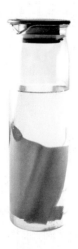

昆布を水に浸けておけばグルタミン酸が溶け出す

水出しすると昆布からうまみ成分のグルタミン酸がじっくり溶け出し、やさしい上品な味のだし汁に。ピッチャーなどの容器に水１ℓ、だし昆布10ｇを入れ、冷蔵室でひと晩（８時間ほど）おきます。昆布はぬめりが出るので取り出して。（保存期間は冷蔵室で２～３日）

だしが出る食材を具にしてうまみをアップ

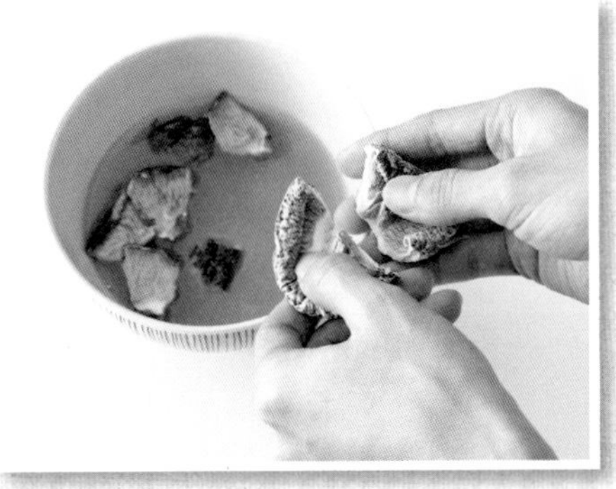

昆布だしのグルタミン酸に、肉・魚介のイノシン酸を合わせると、うまみが倍増します。また、乾物の干ししいたけ、とろろ昆布、桜えびもみそ汁のうまみ出しに活躍。だしが出る食材を具にすると味にぐっと深みが出て、減塩みそを使っても満足の味わいになります。

うまみアップ食材

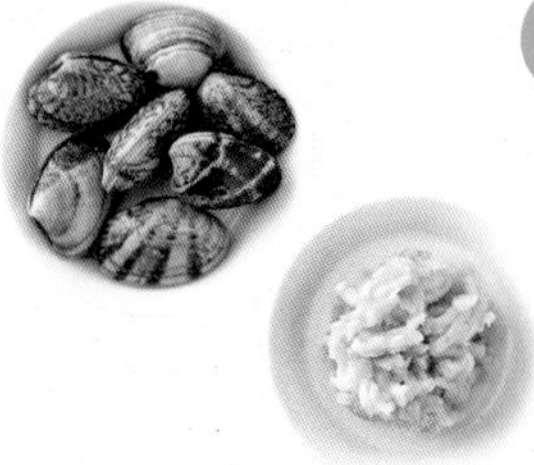

肉、魚介

イノシン酸が豊富。あさりはコハク酸も含まれ、冷凍すると汁に溶け出しやすくなります。

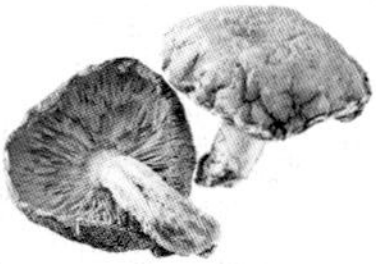

干ししいたけ

しいたけを干すことで、うまみ成分のグアニル酸、グルタミン酸が増え、濃いだしが出ます。

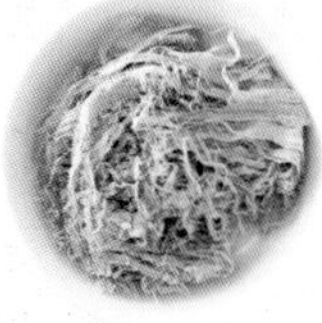

とろろ昆布

昆布が極薄に削られているので、グルタミン酸が汁に溶け出しやすくなっています。

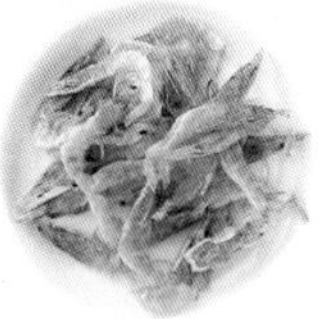

桜えび

桜えびには、うまみ成分のグリシンがギュッと凝縮。香りもよいみそ汁になります。

\工藤先生考案/

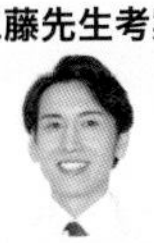

「やせる出汁」で味覚リセットも◎

こってりと濃い味が好きな、太りやすい「デブ味覚」を「やせる味覚」にリセットするために出汁だけ飲むのも、ダイエットのスタートとしては、おすすめ。工藤先生考案のやせる出汁を紹介します。

材料（1人分）

かつおぶし…30g
煮干し…10g
刻み昆布…10g
緑茶…5g

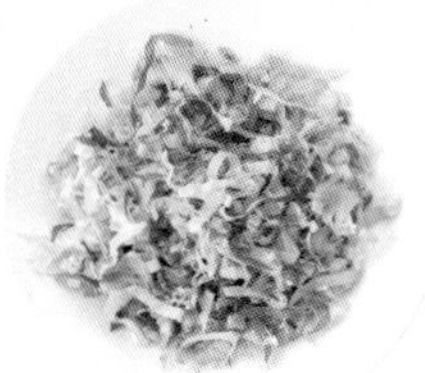

作り方と飲み方

1 煮干しをちぎってフライパンに入れ、から炒りする。ぱちぱち音がしてきたらかつおぶしを加え、かつおぶしに軽く触れると崩れるくらいになるまで炒る。

2 刻み昆布と緑茶、1をミキサーかけて粉状になったら完成。

3 カップに「やせる出汁」大さじ1、お湯150～200㎖を注ぎ、かき混ぜながら飲む。

おかずみそ汁ダイエット Q&A

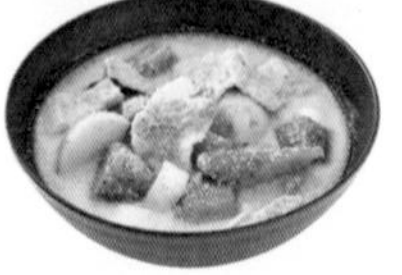

Q どれぐらい続ければダイエット効果が出る？

A まずは3週間続けてみそ汁ファーストを習慣化して

新しい習慣は、3週間ほどで定着するといわれます。毎日、みそ汁ファーストを続ければ、腹八分目で食事を終えるのが当たり前に。摂取カロリーが抑えられて余分な脂肪が落ちていき、太らない食習慣が身につきます。

Q みその種類は何を選べばいい？

A おいしく食べ続けるために好みのみそを選んでOK

自分が「おいしい」と感じるみそを選びましょう。脳が喜ぶことをすると、ダイエットを継続できます。「ストレスを感じたらGABAが多い白みそ」「便秘が気になるときはメラノイジンが多い豆みそ」というように体調によって使い分けるのもよいでしょう。

Q 食べ飽きないためにはどうすればいいの？

A 洋風、中華、エスニックの味にみそ汁をアレンジできます

みそ汁は、和風の味だけではなく、いろいろな味にアレンジが可能。コンソメスープの素で洋風に、鶏ガラスープの素で中華風にしたり、キムチを加えて韓国風みそ汁（P.82）にしたりすると、マンネリ化しません。食塩入りの顆粒だしは目分量ではなく計量して使いましょう。

Q みそ汁は作り置きしてもいいの？

A いたみやすいので早めに食べ切るのが基本

みそ汁は発酵食でいたみやすいので、作ってすぐ食べ切るか、「夕食」「翌日の朝食」の2食に分けてとってもOK。その場合、温かいうちに冷蔵室に入れ、食べるときはしっかり再加熱を。卵入りみそ汁は作り置きNG。すぐに食べ切って。

Q 同じ食材の具が続いてもいいの？

A 冷蔵庫にある食材でOK！冷凍カット野菜も便利です

毎日、食材を買い足さなくても大丈夫。同じ具が続いても構いません。冷蔵庫の食材、缶詰、乾物などの買い置き食材を活用して。野菜の価格が高騰しているときは、栄養豊富で価格が安定している冷凍カット野菜が役立ちます。

Part3

1杯で1日分の野菜の半分がとれる

やせる！
おかずみそ汁レシピ

おかずみそ汁ダイエットにぴったりの、1杯で½日分の野菜がとれるレシピを紹介！　野菜のみのシンプルなおかずみそ汁から、きのこ・海藻や肉・魚介のみそ汁など、やせ力をアップするレシピが満載です。味のバリエーションも豊かで、おいしく飽きずにダイエット！

レシピの見方&便利な使い方

まずは本書のおかずみそ汁レシピの見方をチェック！　各レシピについている目的アイコン、カロリーなどを参考にしながら作りたいレシピを選び、ダイエットに役立てて。

目的アイコン

各レシピに、下の種類の目的アイコンがついています。
「糖質オフ」「代謝アップ」など、ダイエットの目的に合わせてレシピを選びましょう。

糖質オフ

糖質が少ない野菜、きのこ、肉、魚介などを具に使用。糖質オフダイエットに取り入れて。

代謝アップ

エネルギー代謝をよくするビタミンB群、血流をよくするアリシンなどの成分がとれます。

食べ過ぎリセット

主菜にすれば食べ過ぎた分を調整できるレシピ。また、疲れた胃腸をいたわる消化のよいレシピです。

筋肉づくり

筋肉を育てる良質なたんぱく質がとれます。減量中で筋トレをしている人におすすめ。

むくみを取る

体内の余分なナトリウムを排泄する働きがあるカリウム、食物繊維などがとれるレシピ。

便秘解消

食物繊維が豊富な食材や、植物性乳酸菌がとれる発酵食品を使用し、腸内環境の改善に◎。

美肌づくり

シミを防ぐビタミンC、皮膚を健康に保つβ-カロテンなどを含む食材を使っています。

冷え解消

血流をよくして体をポカポカに温める食材を使用。冷えによる代謝の低下を防ぎます。

ストレス食い防止

セロリ、薬味などの香りのよい食材を使用。含まれる香り成分の効果でストレスをやわらげます。

この本のレシピ表記と注意点

- 計量スプーンは小さじ1＝5mℓ、大さじ1＝15mℓ。計量カップは1カップ＝200mℓです。
- レシピでは、食材を洗う、へたを取るなどの下ごしらえは省略しています。
- レシピの「だし汁」は、昆布と削り節でとったものです。市販の和風だしの素を使用する場合は、袋の表示通りの量を湯で溶いて使用してください。
- みそは好みのみそを使用してください。
- 火加減について表記がないレシピは、中火が基本です。
- 電子レンジは600Wを基本にしています。500Wの場合は、加熱時間を1.2倍にしてください。機種によって加熱ムラが出ることがあるため、様子を見ながら加熱時間を調整してください。

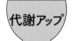

メインで使う食材で選ぶ

おかずみそ汁の具のうち、メインで使う食材別にレシピを紹介しています。他に肉や魚などの主菜がある場合は、「野菜、きのこ、海藻」のレシピからチョイス。「大豆・豆製品、卵」のレシピは他のおかずしだいで主・副どちらにもなります。「肉、魚介」のレシピはこれ1品で主菜に。

副菜に

- 野菜 P.64へ
- きのこ P.74へ
- 海藻 P.78へ

主菜・副菜どちらにも

- 大豆・豆製品 P.82へ
- 卵 P.88へ

主菜に

- 肉 P.92へ
- 魚介 P.100 へ

1人分のカロリーを確認

炒めもの、揚げものなどの主菜（肉・魚介）がある場合は、低カロリーなおかずみそ汁を。主菜として食べるなら、しっかりエネルギーを補えて、満足感の高いものを選んで。※

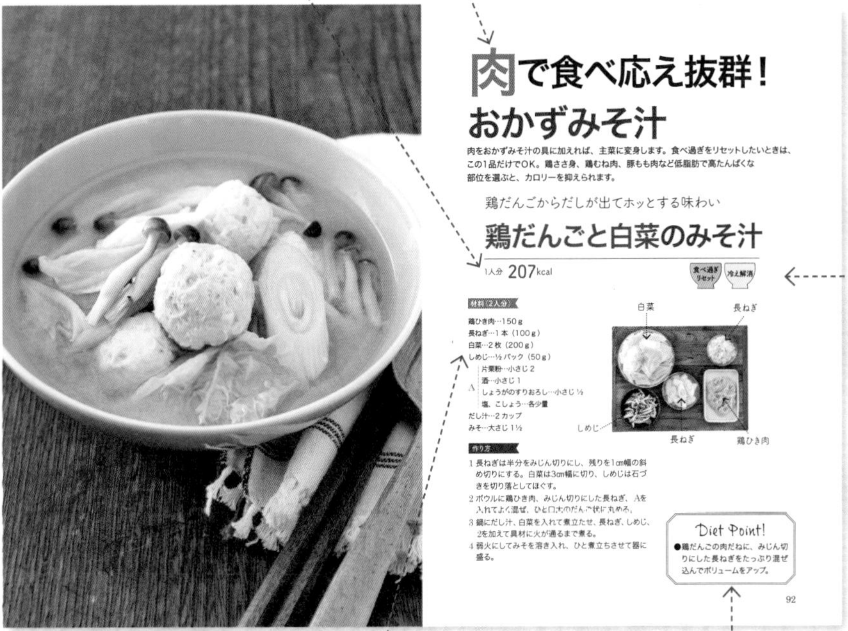

肉で食べ応え抜群！

おかずみそ汁

肉をおかずみそ汁の具に加えれば、主菜に変身します。食べ過ぎをリセットしたいときは、この1品だけでOK。鶏ささ身、鶏むね肉、豚もも肉など低脂肪で高たんぱくな部位を選ぶと、カロリーを抑えられます。

鶏だんごからだしが出てホッとする味わい

鶏だんごと白菜のみそ汁

1人分 207kcal

食べ過ぎリセット　冷え解消

材料（2人分）

鶏ひき肉…150g
長ねぎ…1本（100g）
白菜…2枚（200g）
しめじ…½パック（50g）
A 片栗粉…小さじ2
酒…小さじ1
しょうがのすりおろし…小さじ½
塩、こしょう…各少量
だし汁…2カップ
みそ…大さじ1½

作り方

1 長ねぎは半分をみじん切りにし、残りを1cm幅の斜め切りにする。白菜は3cm幅に切り、しめじは石づきを切り落としてほぐす。
2 ボウルに鶏ひき肉、みじん切りにした長ねぎ、Aを入れてよく混ぜ、ひと口大のだんご状に丸める。
3 鍋にだし汁、白菜を入れて煮立たせ、長ねぎ、しめじ、2を加えて具材に火が通るまで煮る。
4 弱火にしてみそを溶き入れ、ひと煮立ちさせて器に盛る。

Diet Point!

●鶏だんごの肉だねに、みじん切りにした長ねぎをたっぷり混ぜ込んでボリュームをアップ。

92

野菜の分量を参考に350gをとれる

野菜(きのこを含む)を合計 350gとれるレシピになっています。野菜の重さは、正味の分量です（皮をむく、種を取るなどの下処理済の食べる分の量）。大きさの目安とg数を両方表示してあるので家にある野菜で代用したり、量の配分を変えたりする際の参考に！

ダイエットポイント付き

使用する食材に含まれる栄養のダイエットや健康への効果、味や食感で満足感を高めるポイントなどを記しています。

※カロリーは日本食品標準成分表（八訂）を元に計算。

野菜ごろごろ シンプルおかずみそ汁

野菜をたくさん使ったおかずみそ汁は、立派な副菜の1品に。
いつもの献立にプラスすれば、満足感がぐ～んとアップ!
汁に溶け出した野菜の甘みとうまみと栄養が逃さずとれます。

3種の根菜&さつまいもで食物繊維たっぷり

ごろごろ根菜とさつまいものみそ汁

1人分 178kcal

便秘解消

むくみを取る

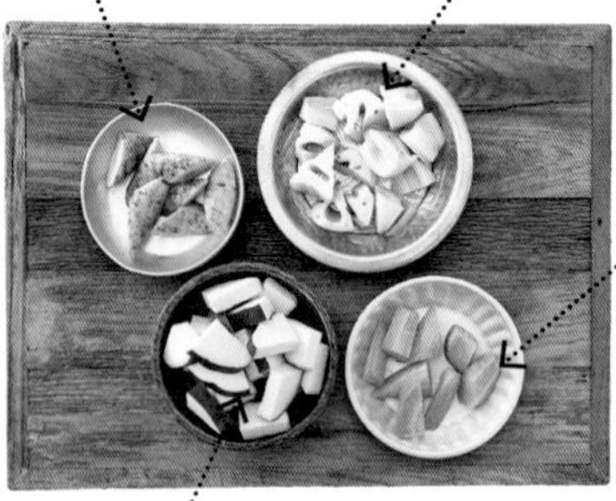

材料(2人分)

ごぼう…⅓本(50g)
れんこん(皮をむく)…1節(100g)
にんじん(皮をむく)…¼本(50g)
さつまいも…½本(150g)
だし汁…2カップ
みそ…大さじ1½

作り方

1 ごぼう、れんこん、にんじんは乱切りにし、さつまいもは1cm厚さのいちょう切りにする。
2 鍋にだし汁、1を入れて火にかけ、れんこん、にんじんに火が通るまで煮る。
3 弱火にしてみそを溶き入れ、ひと煮立ちさせて器に盛る。

Diet Point!

●具を大きめに切ることで噛む回数が増え、早食いを防げます。
●さつまいものやさしい甘みで、主食を抜いても満足感あり。

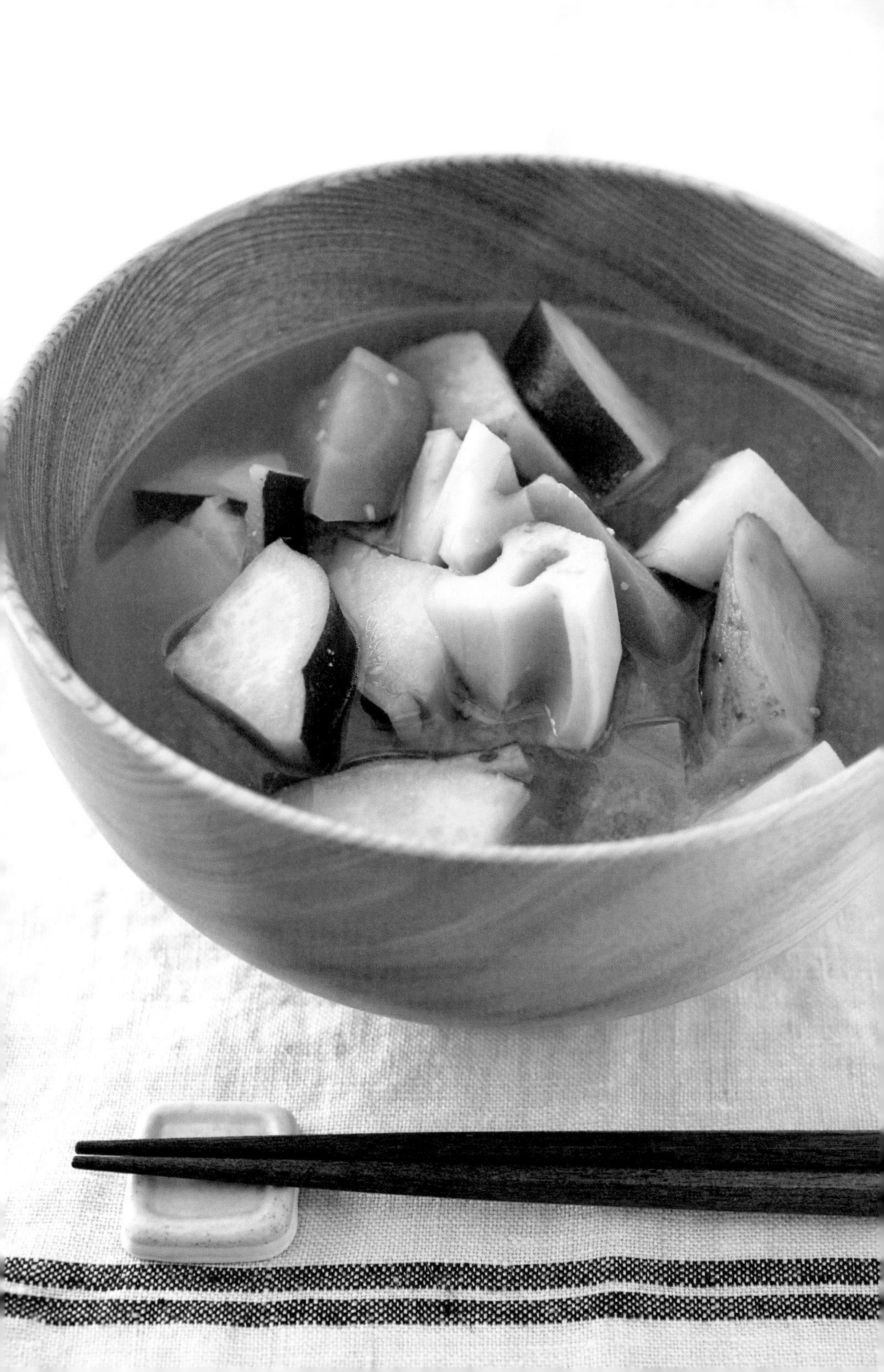

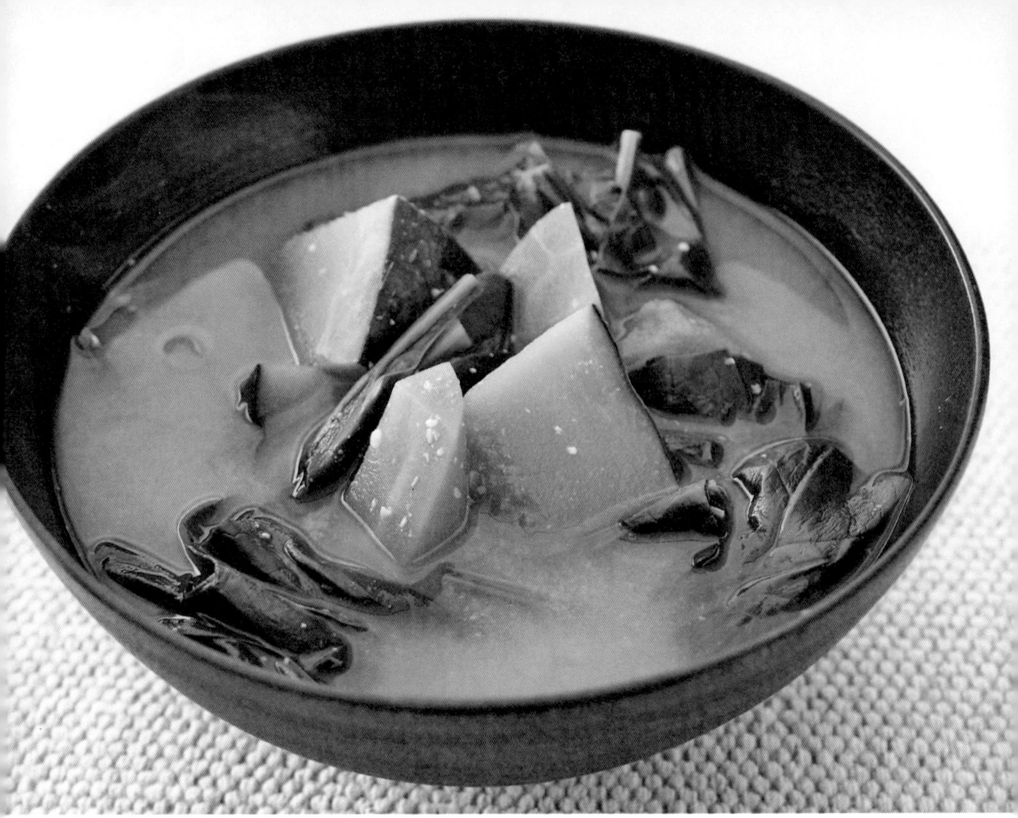

ビタミンA、C、Eがそろう美肌みそ汁はこれ！

緑黄色野菜のみそ汁

1人分 **111** kcal

美肌づくり　むくみを取る

材料（2人分）

ほうれん草…½束（100ｇ）
かぼちゃ（種とわたを取る）…150ｇ
にんじん（皮をむく）…½本（100ｇ）
だし汁…2カップ
みそ…大さじ1½

作り方

1 ほうれん草は、塩少量（分量外）を加えた熱湯でさっとゆでて水けを絞り、4㎝長さに切る。かぼちゃは3㎝角に切り、にんじんは乱切りにする。
2 鍋にだし汁、かぼちゃ、にんじんを入れて火にかけて煮る。具材に火が通ったら、ほうれん草を加える。
3 弱火にしてみそを溶き入れ、ひと煮立ちさせて器に盛る。

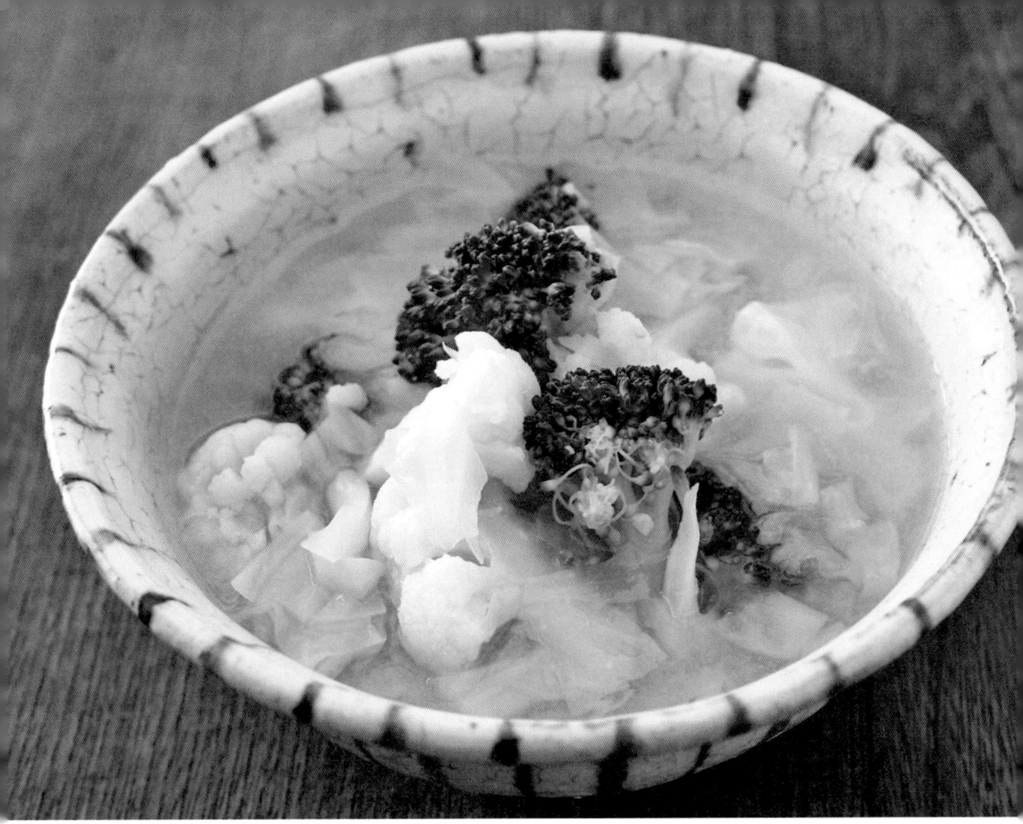

低糖質でカリウムが多い野菜をコンビ使い

ブロッコリーとカリフラワーのみそ汁

1人分 **86**kcal

糖質オフ　むくみを取る

材料（2人分）

ブロッコリー…⅓株（100g）
カリフラワー…⅓株（100g）
キャベツ…3枚（150g）
だし汁…2½カップ
みそ…大さじ2

作り方

1 ブロッコリー、カリフラワーは小さめの小房に切り分ける。キャベツは1cm角に切る。
2 鍋にだし汁を沸かし、1を入れて火が通るまで煮る。
3 弱火にしてみそを溶き入れ、ひと煮立ちさせて器に盛る。

Diet Point!

●ブロッコリー、カリフラワーは、糖質が少ない野菜。
●食物繊維、カリウムが多くとれるから、むくみ解消に◎。

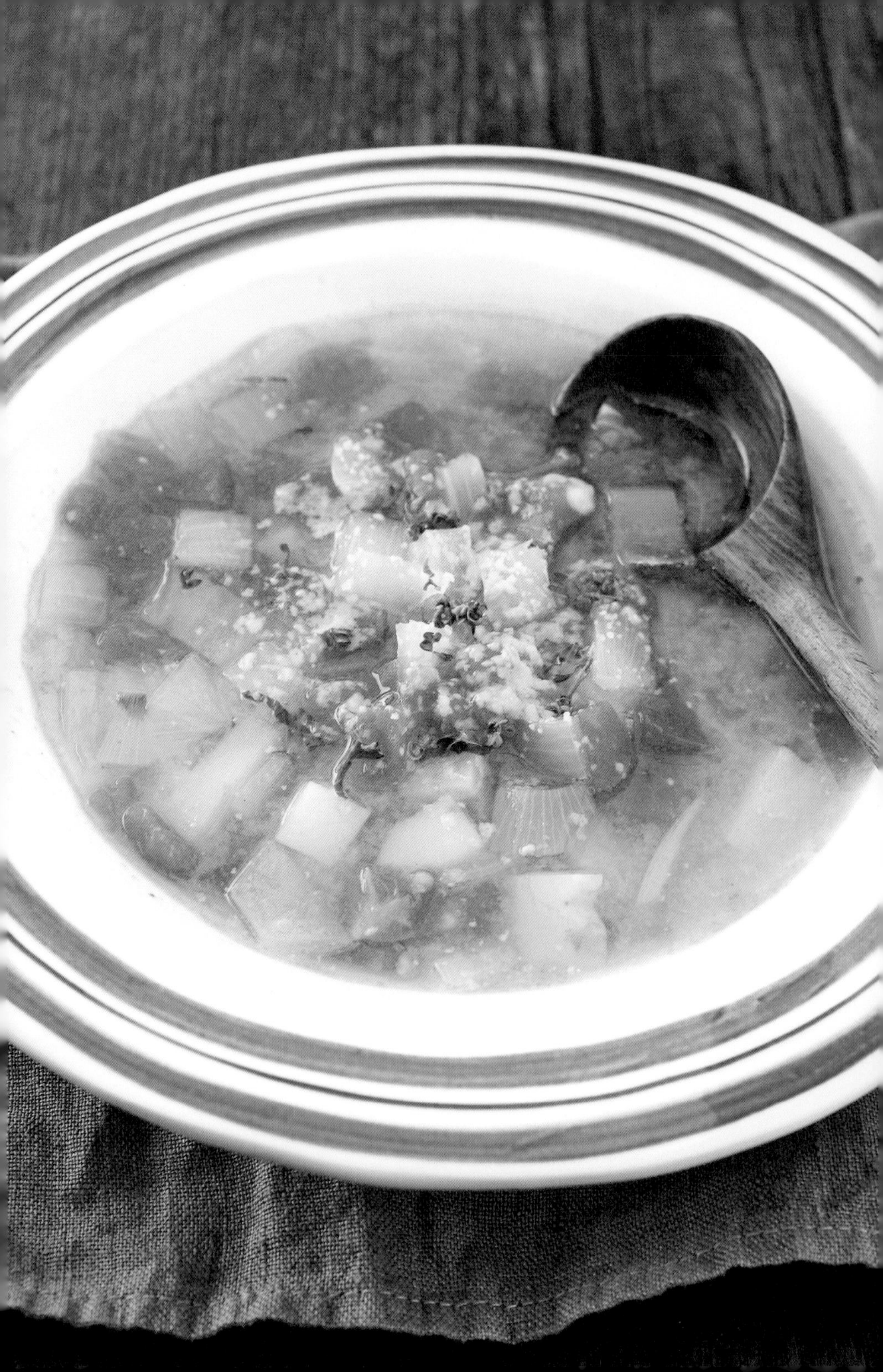

発酵食品のみそ&粉チーズは相性ぴったり！

ミネストローネ風みそ汁

1人分 **140**kcal

美肌づくり　むくみを取る

材料（2人分）

トマト…1個（150g）
じゃがいも（皮をむく）…1個（150g）
玉ねぎ…½個（100g）
オリーブ油…小さじ2
A　水…2カップ
　　顆粒コンソメスープの素…小さじ1
みそ…大さじ1
粉チーズ…小さじ2
パセリのみじん切り…適量

作り方

1 トマト、じゃがいも、玉ねぎは1cm角に切る。
2 鍋にオリーブ油を熱し、1を炒める。Aを加え、じゃがいもに火が通るまで煮る。
3 弱火にしてみそを溶き入れ、ひと煮立ちさせて器に盛る。粉チーズをふり、パセリを散らす。

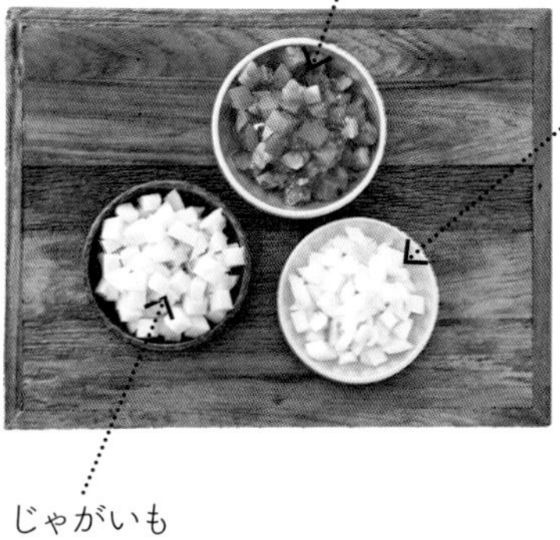

Diet Point!

●みそ汁に粉チーズのうまみ、オリーブ油のコクが加わり、野菜だけのシンプルな具でも満足度の高い味わいに。

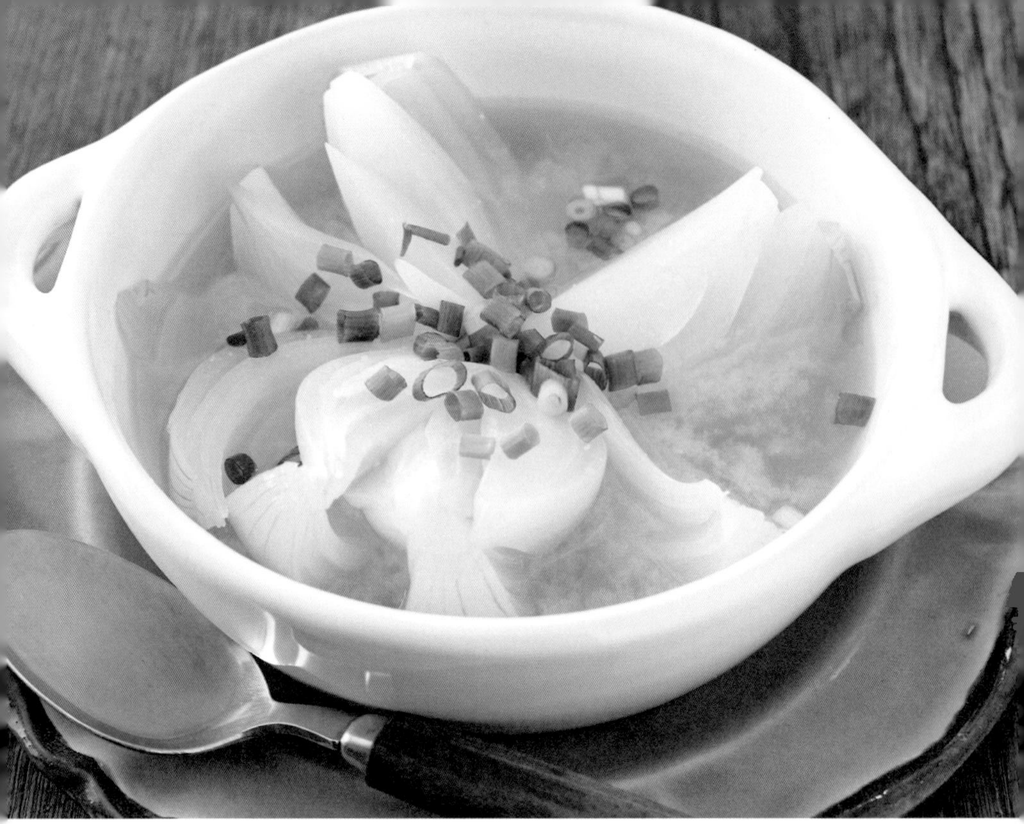

切り込みを入れた玉ねぎが開いて花のよう

丸ごと玉ねぎのみそ汁

1人分　**95**kcal

冷え解消　代謝アップ

材料（2人分）

玉ねぎ…2個（400ｇ）
だし汁…2カップ
みそ…大さじ1½
小ねぎの小口切り…適量

作り方

1 玉ねぎは上部を切り、下部の根の部分は軸が残るように少し切り落とす。下部分がついたままになるよう、上から十字に切り込みを入れ、さらに斜めに2回切り込みを入れる。
2 鍋にだし汁を入れ、玉ねぎの下部を下にして並べ、火にかける。弱火で15分ほどやわらかくなるまで煮る。
3 弱火にしてみそを溶き入れ、ひと煮立ちさせる。器に盛り、小ねぎを散らす。

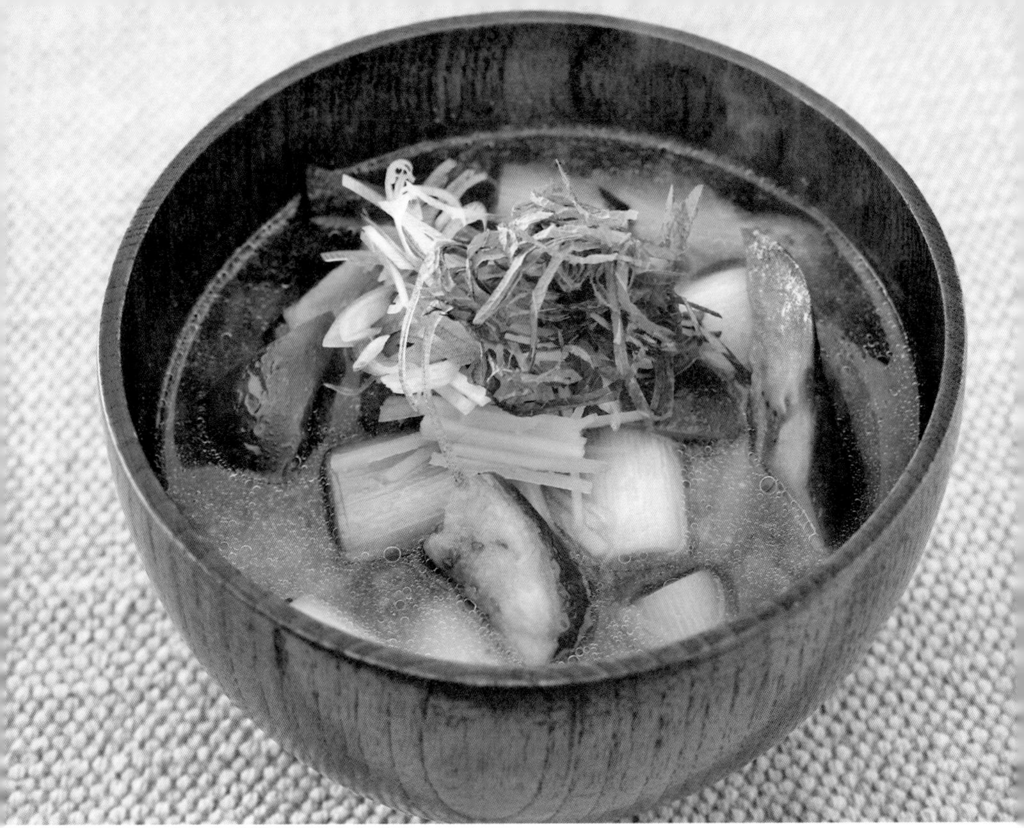

薬味のさわやかな香りがイライラをしずめる

焼きなすの薬味たっぷりみそ汁

1人分 **106**kcal

冷え解消　ストレス食い防止

材料（2人分）

なす…3本（240g）
長ねぎ…1本（100g）
青じそ…4枚
しょうが
…1かけ（10g）
みょうが…1個
ごま油…小さじ2
だし汁…2カップ
みそ…大さじ1½

作り方

1 なすは乱切りにし、長ねぎは2㎝長さに切る。
2 青じそ、しょうがはせん切りに、みょうがは半分に切って薄切りにする。
3 鍋にごま油を熱し、1を炒める。焼き色がついたらだし汁を加えて煮る。
4 弱火にしてみそを溶き入れ、ひと煮立ちさせる。器に盛り、2をのせる。

食べ過ぎで疲れた胃腸にやさしい

かぶと長いものとろとろみそ汁

1人分 **82**kcal

食べ過ぎリセット

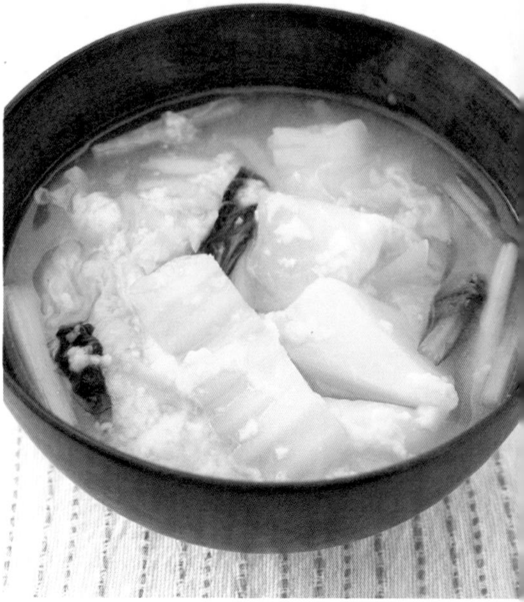

材料（2人分）

かぶ（皮をむく）…1個（100g）
かぶの葉…50g
白菜…1枚（100g）
長いも（皮をむく）…5cm（100g）
だし汁…2カップ
みそ…大さじ1½

作り方

1 かぶはくし形に切り、かぶの葉は3cm長さに切る。白菜は2cm幅に切り、長いもはすりおろす。

2 鍋にだし汁、かぶを入れて火にかける。沸騰したら白菜、かぶの葉の順に加えて煮る。

3 弱火にしてみそを溶き入れ、ひと煮立ちさせ、すりおろした長いもを加えて器に盛る。

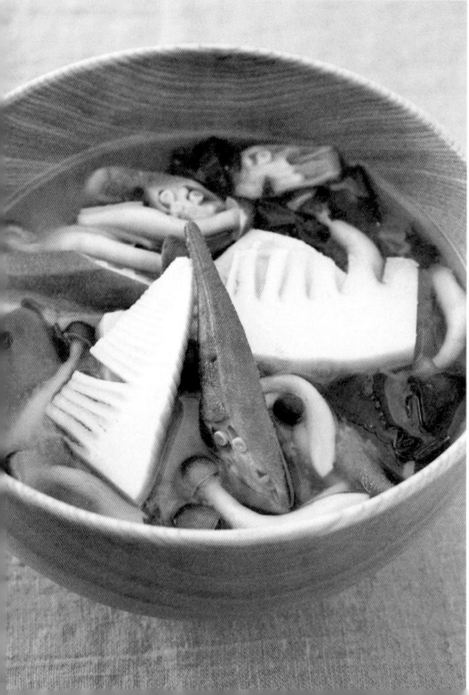

食物繊維とカリウムでむくみ太りを解消

オクラとたけのこのみそ汁

1人分 **80**kcal

便秘解消　むくみを取る

材料（2人分）

オクラ…10本（100g）
ゆでたけのこ…150g
しめじ…1パック（100g）
カットわかめ（乾燥）…小さじ2
だし汁…2カップ
みそ…大さじ1½

作り方

1 オクラは板ずりし、斜め半分に切る。たけのこは食べやすい大きさに切る。しめじは石づきを切り落としてほぐす。

2 鍋にだし汁、1を入れ、火にかけて煮る。カットわかめをそのまま加える。

3 弱火にしてみそを溶き入れ、ひと煮立ちさせて器に盛る。

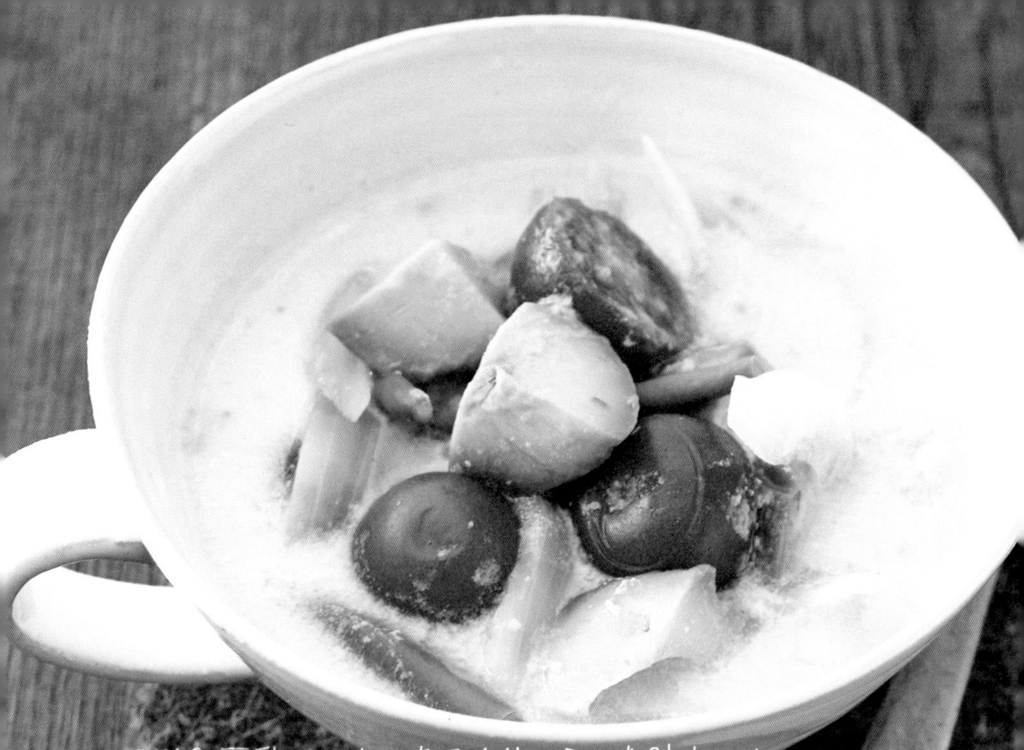

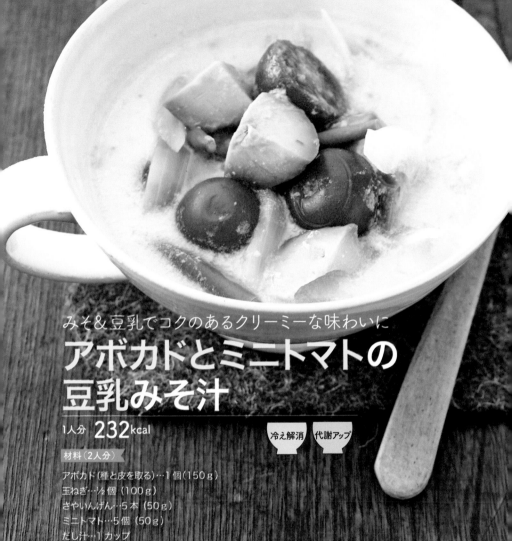

みそ&豆乳でコクのあるクリーミーな味わいに

アボカドとミニトマトの豆乳みそ汁

1人分 **232**kcal

冷え解消　代謝アップ

材料（2人分）

アボカド（種と皮を取る）…1個（150g）
玉ねぎ…½個（100g）
さやいんげん…5本（50g）
ミニトマト…5個（50g）
だし汁…1カップ
豆乳（無調整）…1カップ
みそ…大さじ1½

作り方

1 アボカドは2cm角に切り、玉ねぎは1cm幅に切る。いんげんは4cm長さに切る。ミニトマトは半分に切る。
2 鍋にだし汁、玉ねぎを入れて火にかけ、沸騰したら、いんげんを加えて煮る。豆乳、アボカド、ミニトマトを加えて温める。
3 弱火にしてみそを溶き入れ、ひと煮立ちさせて器に盛る。

Diet Point!

●アボカドに含まれるリノール酸、オレイン酸が血液をサラサラにし、ビタミンEが血管を拡張。巡りをよくして代謝のいい体に導きます。

きのこたっぷり
おかずみそ汁

**きのこは、血糖値の急上昇を抑える食物繊維、エネルギー代謝をよくするビタミンB_1、B_2などがとれる優秀やせ食材。
うまみと香りが、みそ汁のおいしさを引き立てます。**

きのこの弾力のある食感を楽しめる

3種のきのこと油揚げのみそ汁

1人分 157kcal

代謝アップ　便秘解消

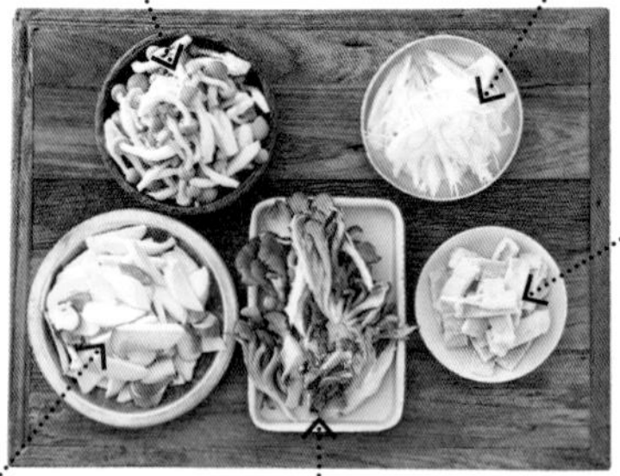

材料（2人分）

まいたけ…1パック（100g）
しめじ…1パック（100g）
エリンギ…1パック（100g）
長ねぎ…½本（50g）
油揚げ…1枚
だし汁…2カップ
みそ…大さじ1½
小ねぎの小口切り…適量

作り方

1 きのこは石づきを取る。まいたけ、しめじはほぐし、エリンギは縦半分に切り、7㎜幅の斜め薄切りにする。長ねぎは斜め薄切りにする。油揚げは熱湯をかけて油抜きをし、短冊切りにする。
2 鍋にだし汁を沸かし、1を入れて煮る。
3 弱火にしてみそを溶き入れ、ひと煮立ちさせる。器に盛り、小ねぎを散らす。

Diet Point!

●長ねぎのアリシンがきのこのビタミンB_1の吸収をよくして、エネルギー代謝を促進。

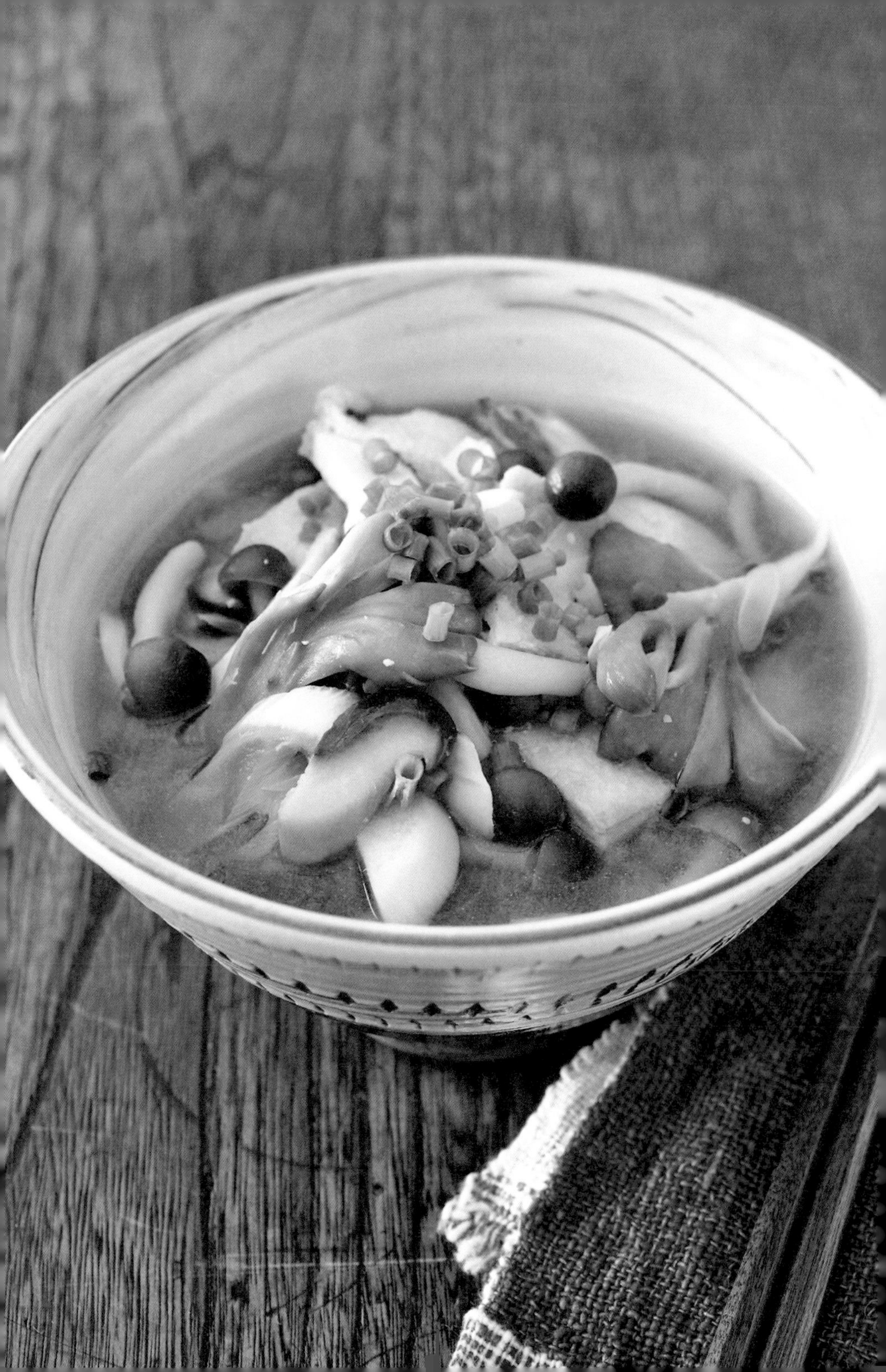

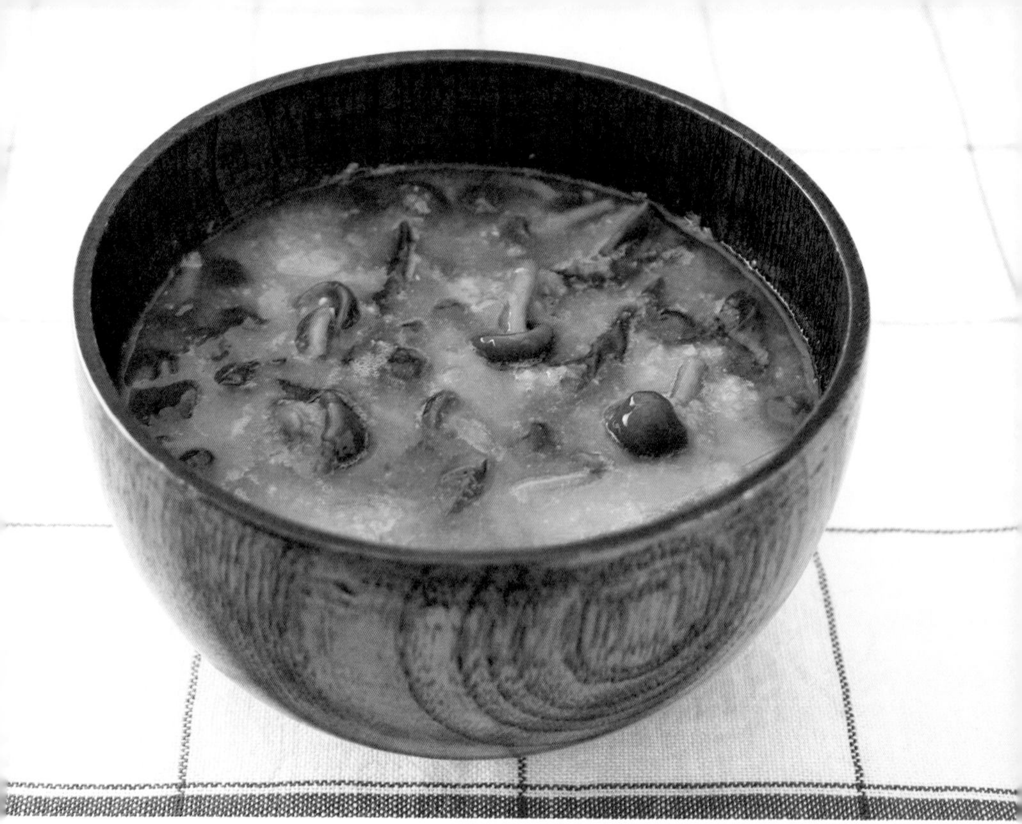

なめこのぬめり成分が血糖値を上げにくくする

なめこと小松菜の みぞれみそ汁

1人分 **57**kcal

糖質オフ

食べ過ぎリセット

材料（2人分）

なめこ…1パック（100g）
小松菜…½束（100g）
大根（皮をむく）…約4～5cm（150g）
だし汁…2カップ
みそ…大さじ1½

作り方

1 小松菜は4cm長さに切る。大根はすりおろして軽く水けをきる。
2 鍋にだし汁、なめこ、小松菜を入れて火にかけ、さっと煮る。大根おろしを加えて混ぜ、再び煮立たせる。
3 弱火にしてみそを溶き入れ、ひと煮立ちさせて器に盛る。

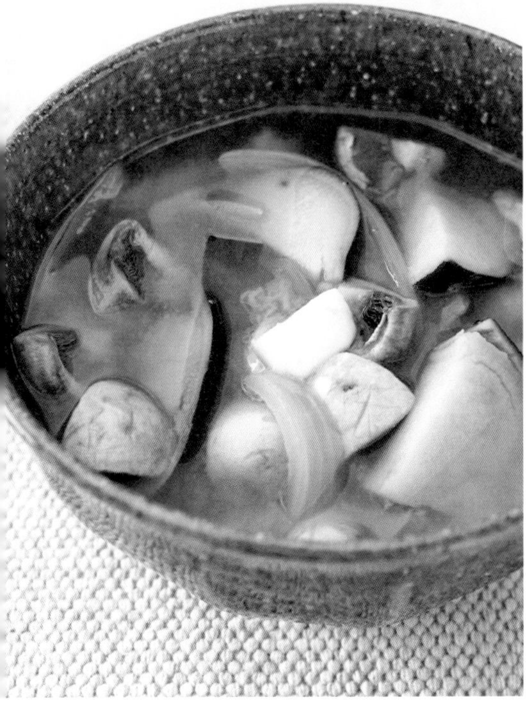

仕上げにバターのちょい足しでコクアップ

マッシュルームとさつまいものバターみそ汁

1人分 165kcal

食べ過ぎリセット

材料（2人分）

マッシュルーム…1パック（100g）
さつまいも…½本（150g）
玉ねぎ…½個（100g）
だし汁…2カップ
みそ…大さじ1½
バター…5g

作り方

1 マッシュルームは石づきを切り、4等分に切る。さつまいもは1㎝厚さの半月切りかいちょう切りにし、玉ねぎはくし形に切る。
2 鍋にだし汁、さつまいも、玉ねぎを入れて火にかけ、沸騰したらマッシュルームを加え、さつまいもに火が通るまで煮る。
3 弱火にしてみそを溶き入れ、ひと煮立ちさせる。器に盛り、バターをのせる。

えのきと水菜がからんで食感GOOD！

えのきとしいたけ、水菜のみそ汁

1人分 88kcal

糖質オフ

材料（2人分）

えのきたけ
…1パック（100g）
しいたけ…5枚（100g）
水菜…½束（100g）
長ねぎ…½本（50g）
だし汁…2½カップ
みそ…大さじ2

作り方

1 きのこは石づきを切り、えのきたけは半分に切り、しいたけは薄切りにする。水菜は4㎝長さに切り、長ねぎは斜め薄切りにする。
2 鍋にだし汁、1を入れて火にかけて煮る。
3 弱火にしてみそを溶き入れ、ひと煮立ちさせて器に盛る。

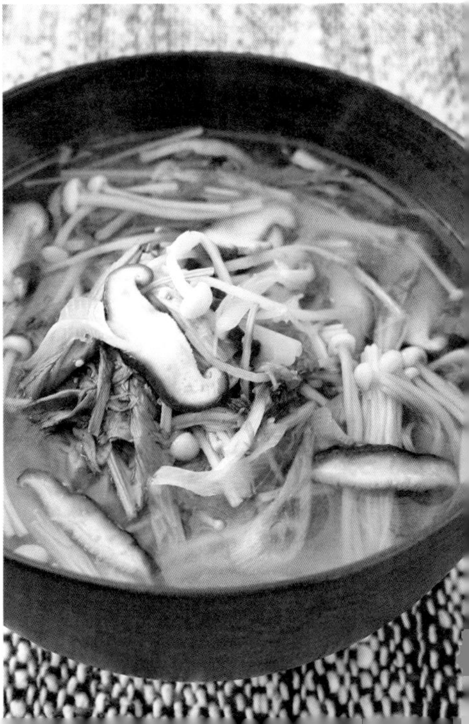

海藻が香る スッキリおかずみそ汁

海藻のおかずみそ汁は、不足しやすい水溶性食物繊維が補えます。
脂っこい主菜に合わせれば、腸で脂や糖質の吸収をブロック！　体脂肪になるのを防ぎます。
わかめのほか、めかぶ、もずく、とろろ昆布も大活躍の具材です。

水溶性食物繊維が多い4種の具で、おなかスッキリ！

めかぶとオクラ、長いものネバネバみそ汁

1人分　114kcal

便秘解消　むくみを取る

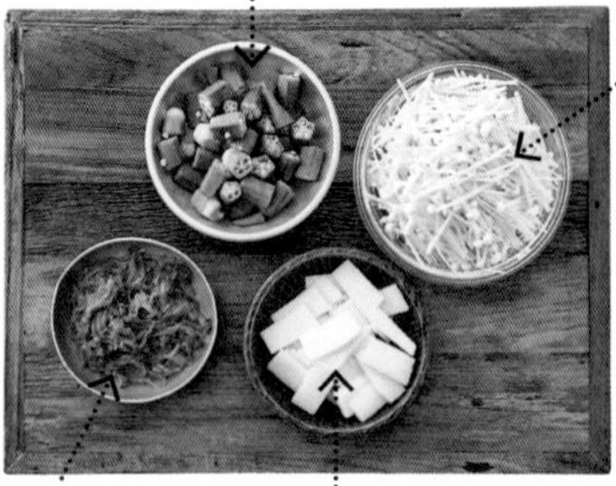

材料（2人分）

めかぶ…100g
オクラ…10本（100g）
長いも（皮をむく）…7～8㎝（150g）
えのきたけ…1パック（100g）
だし汁…2カップ
みそ…大さじ1½

作り方

1 オクラは板ずりし、1㎝幅に切る。長いもは短冊切りにし、えのきたけは石づきを切り落として半分に切る。
2 鍋にだし汁を沸かし、1、めかぶを入れて煮る。
3 弱火にしてみそを溶き入れ、ひと煮立ちさせて器に盛る。

Diet Point!

●めかぶ、オクラ、長いも、えのきたけには、水溶性食物繊維が豊富。便をやわらかくして便通をよくし、便秘によるおなかの張りをスッキリさせます。

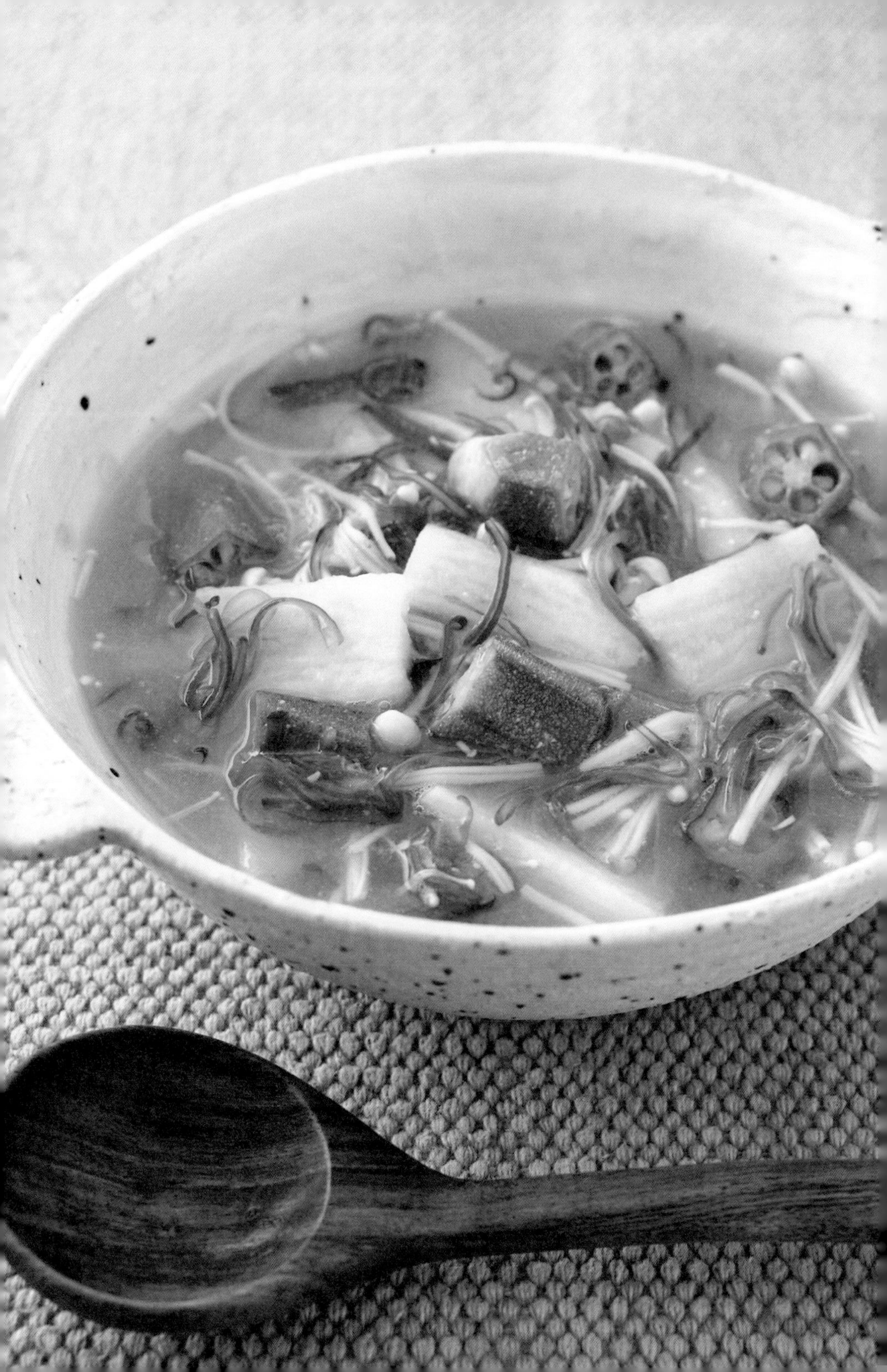

コーンの甘み、みそとバターの塩けが好相性

わかめとコーンバター のみそ汁

1人分 141kcal

美肌づくり

材料（2人分）

カットわかめ（乾燥）…大さじ１
じゃがいも（小）＜皮をむく＞…２個（200ｇ）
しめじ…１パック（100ｇ）
ホールコーン…50ｇ
だし汁…２カップ
みそ…大さじ１½
バター…５ｇ

作り方

1 じゃがいもは小さめの乱切りにする。しめじは石づきを切り落としてほぐす。
2 鍋にだし汁、じゃがいもを入れ、火にかけて煮る。じゃがいもがやわらかくなってきたら、しめじ、コーン、カットわかめの順に加える。
3 弱火にしてみそを溶き入れ、ひと煮立ちさせる。器に盛り、バターをのせる。

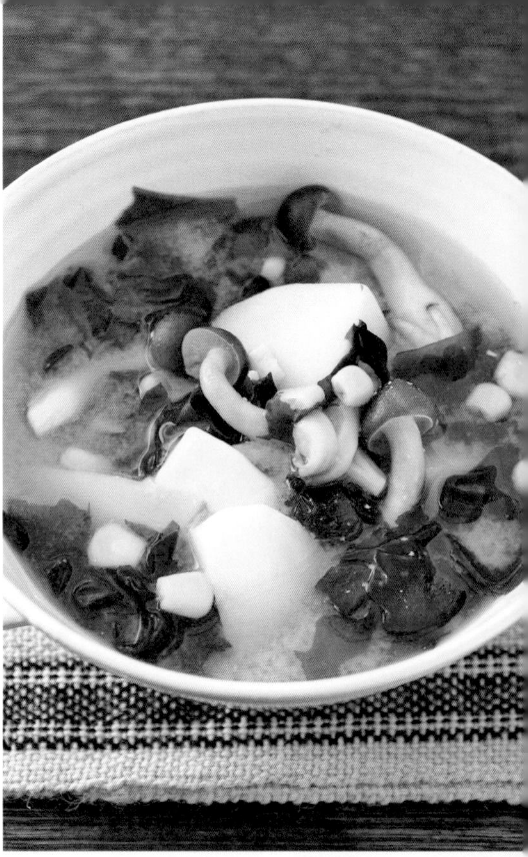

仕上げにとろろ昆布をたっぷりと

とろろ昆布と豆腐のみそ汁

1人分 125kcal

便秘解消

材料（2人分）

とろろ昆布…８ｇ
白菜…２枚（200ｇ）
長ねぎ…１本（100ｇ）
にんじん（皮をむく）
…¼本（50ｇ）
絹ごし豆腐
…½丁（150ｇ）
だし汁…2½カップ
みそ…大さじ２

作り方

1 白菜は2cm幅に切る。長ねぎは1cm幅の斜め切りに、にんじんは細切りにする。豆腐は1cm角に切る。
2 鍋にだし汁を入れて火にかけ、白菜、にんじん、長ねぎ、豆腐の順に加えて煮る。
3 弱火にしてみそを溶き入れ、ひと煮立ちさせて器に盛る。とろろ昆布をのせ、混ぜていただく。

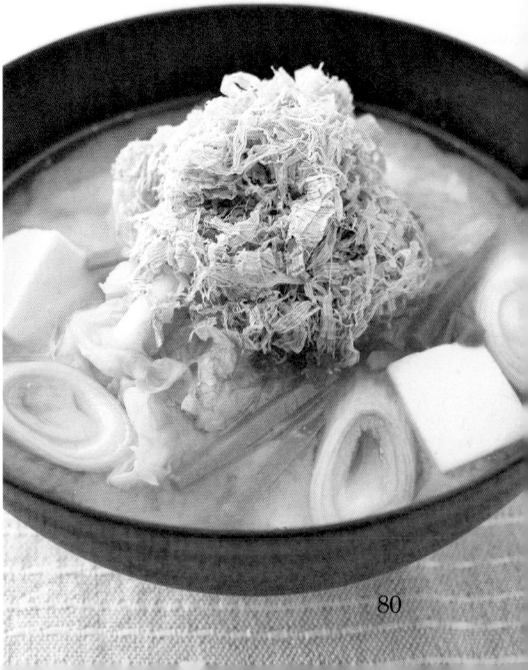

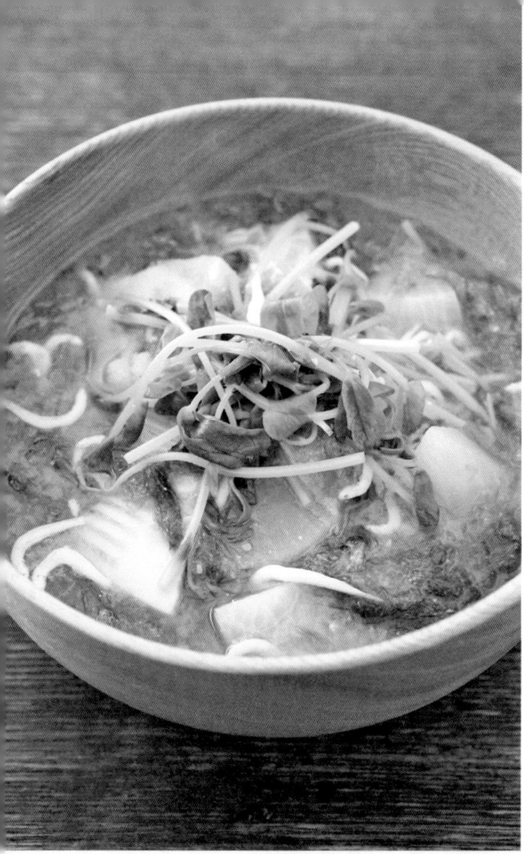

あおさ、しらすでうまみをプラス

たけのこと豆苗、あおさのみそ汁

1人分 88kcal

むくみを取る

材料（2人分）

あおさ…大さじ2（2g）
ゆでたけのこ…100g
大根（皮をむく）
…約4～5㎝（150g）
豆苗…1パック（100g）
しらす干し…30g
だし汁…2カップ
みそ…大さじ1½

作り方

1 たけのこは食べやすい大きさに切る。大根は小さめの乱切りにする。豆苗は根元を切り落とし、長さを半分に切る。
2 鍋にだし汁、大根を入れ、火にかけて煮る。大根がやわらかくなってきたら、たけのこ、豆苗の順に加えて煮る。
3 弱火にしてみそを溶き入れ、ひと煮立ちさせる。しらす、あおさを加えて混ぜ、器に盛る。

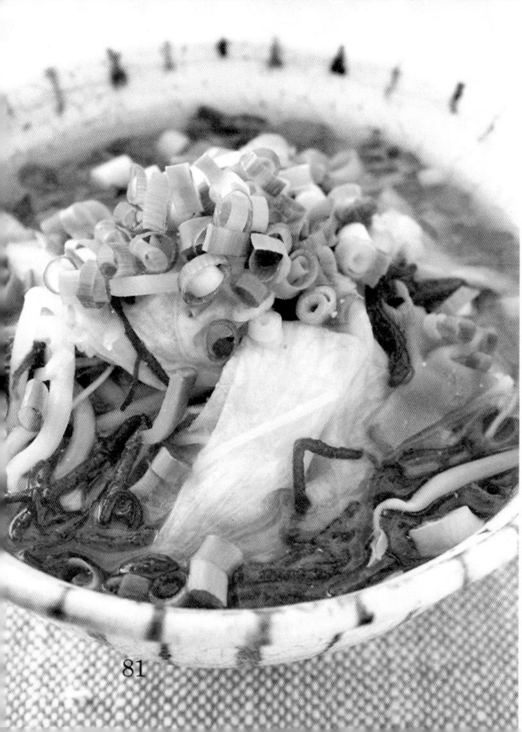

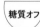

歯ざわりのいいザーサイがアクセント

もずくともやし、ザーサイのみそ汁

1人分 68kcal

糖質オフ

材料（2人分）

もずく…100g
レタス…¼個（100g）
ザーサイ…30g
もやし…1袋（200g）
だし汁…3カップ
みそ…大さじ2
小ねぎの小口切り
…3本（30g）

作り方

1 レタスはざく切りにする。ザーサイは食べやすく小さく切る。
2 鍋にだし汁を入れて火にかけ、ザーサイ、もずく、もやし、レタスの順に加えて煮る。
3 弱火にしてみそを溶き入れ、ひと煮立ちさせる。器に盛り、小ねぎをのせる。

大豆・豆製品の満足おかずみそ汁

大豆・豆製品からは、植物性の良質なたんぱく質がとれ、ミネラルも補えます。
脂っこい肉おかずが続いた翌日は、大豆・豆製品をたっぷり使った
おかずみそ汁を主菜にしてカロリーオーバーをリセットしましょう。

みそとキムチのW発酵パワーで美腸に

スンドゥブチゲ風みそ汁

1人分 121kcal

便秘解消　冷え解消

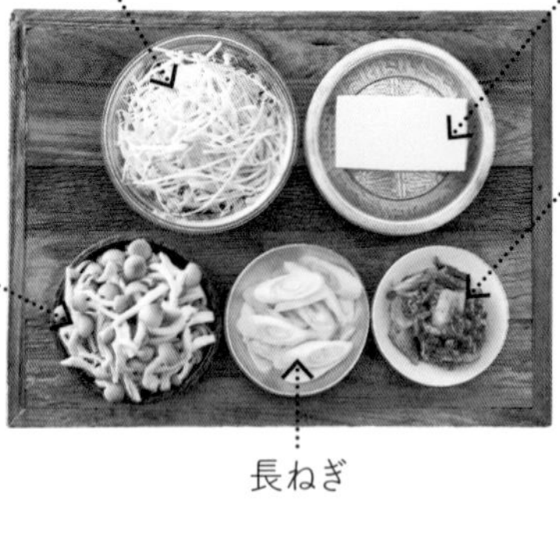

材料（2人分）

絹ごし豆腐…½丁（150g）
長ねぎ…½本（50g）
しめじ…1パック（100g）
白菜キムチ…100g
大豆もやし…½袋（100g）
だし汁…2カップ
みそ…大さじ1½

作り方

1 長ねぎは1㎝幅の斜め切りにする。しめじは石づきを切り落としてほぐす。
2 鍋にだし汁を入れて火にかけ、キムチ、大豆もやし、1を入れて煮る。もやしに火が通ったら、豆腐をスプーンですくいながら加える。
3 弱火にしてみそを溶き入れ、ひと煮立ちさせて器に盛る。

Diet Point!

●みそとキムチの植物性乳酸菌で腸を元気にし、おなかスッキリ。
●キムチの赤とうがらしに含まれるカプサイシン、ねぎのアリシンで血行をよくして冷えを改善。

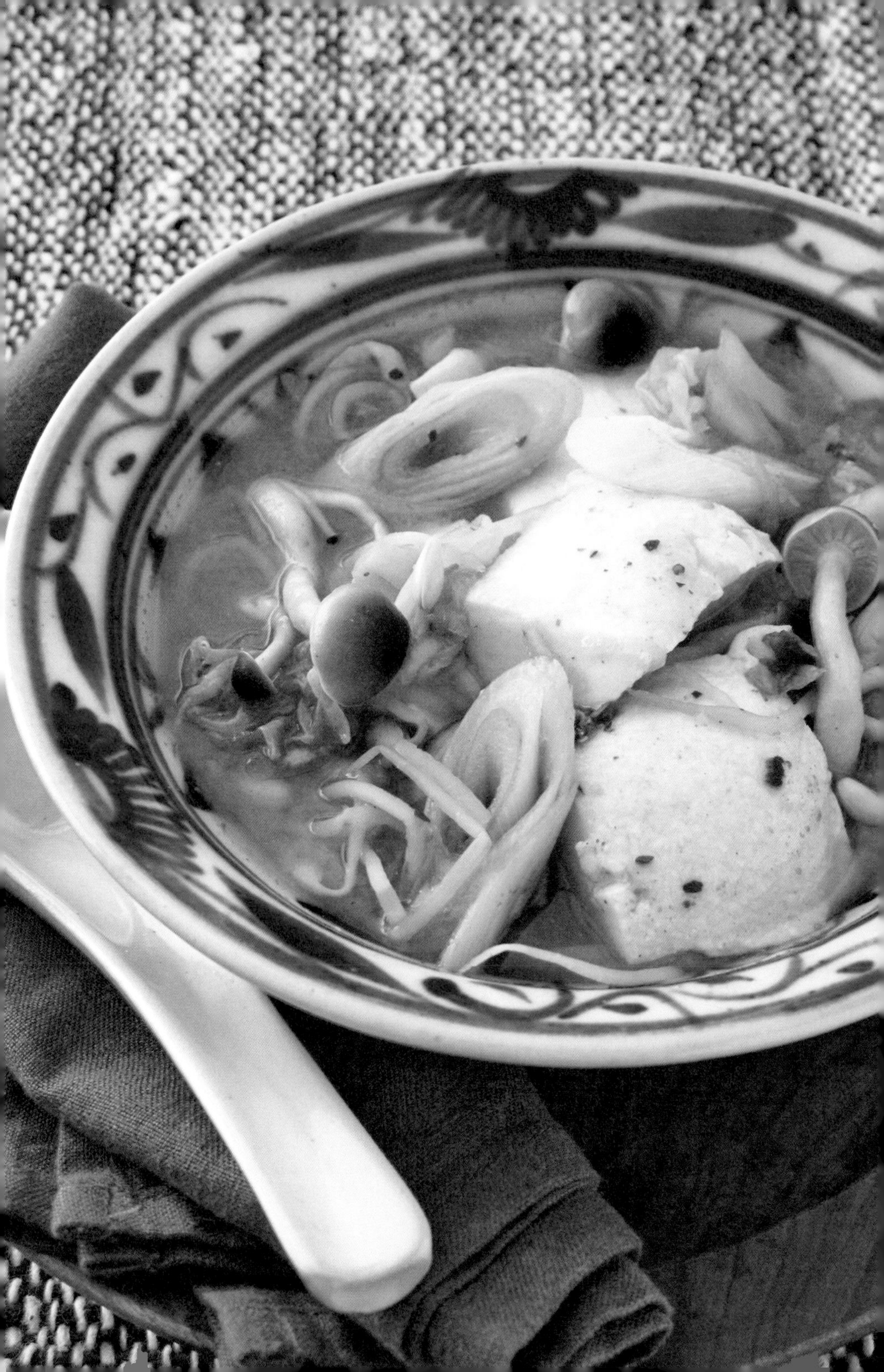

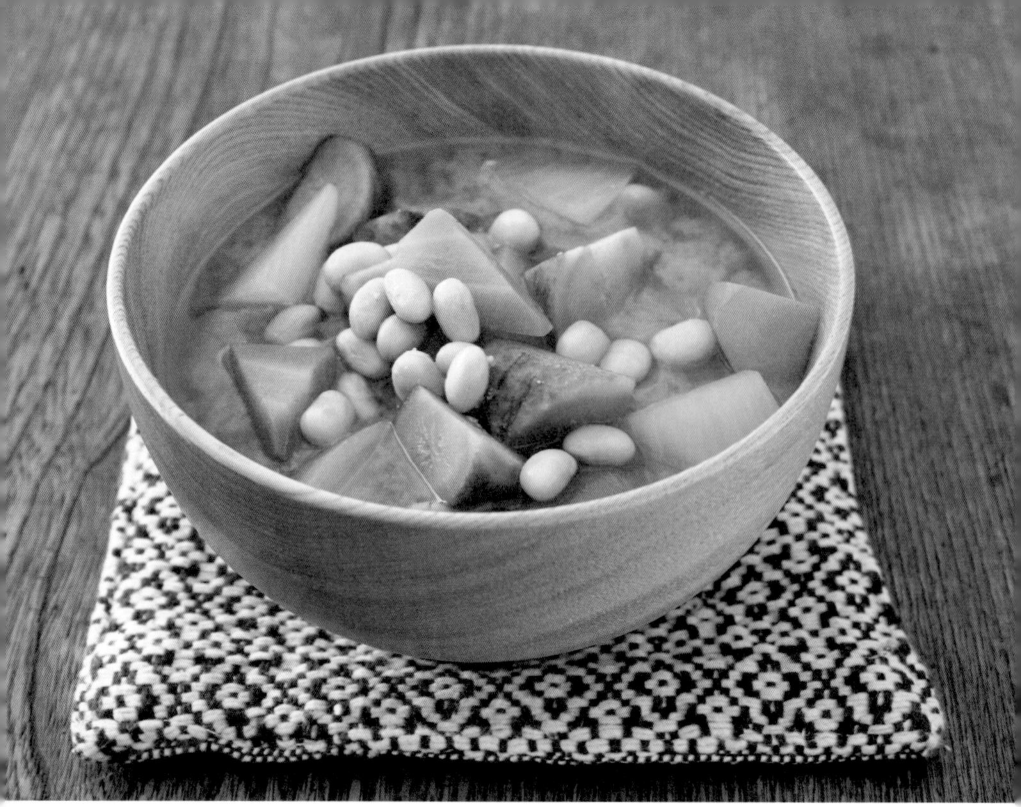

大豆水煮と根菜を合わせて食物繊維をチャージ

大豆と3種の根菜のみそ汁

1人分 157kcal

便秘解消

材料（2人分）

大豆水煮…100ｇ
ごぼう…1本（150ｇ）
にんじん（皮をむく）
…½本（100ｇ）
大根（皮をむく）
…3㎝（100ｇ）
だし汁…2カップ
みそ…大さじ1½

作り方

1 ごぼう、にんじん、大根は小さめの乱切りにする。
2 鍋にだし汁、1を入れて火にかけ、具材がやわらかくなるまで煮る。大豆水煮を加えて混ぜ、再び煮立たせる。
3 弱火にしてみそを溶き入れ、ひと煮立ちさせて器に盛る。

Diet Point!

●大豆水煮は豆腐よりも食物繊維が豊富で、便通の改善に◎。
●具を小さめの乱切りにして、噛む回数をアップ。

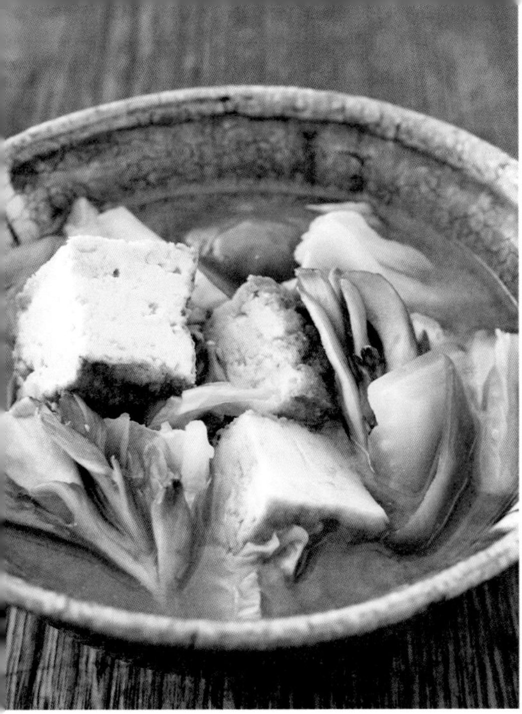

ごろっと切った厚揚げに、汁のうまみがしみる

厚揚げと白菜、まいたけのみそ汁

1人分 129kcal

糖質オフ

材料（2人分）

厚揚げ…½枚（100ｇ）
白菜…2枚（200ｇ）
ピーマン（へたと種を取る）…2個（100ｇ）
まいたけ…½パック（50ｇ）
だし汁…2カップ
みそ…大さじ1½

作り方

1 厚揚げは3㎝角に切る。白菜はざく切りにし、ピーマンは乱切りにする。まいたけは石づきを切り落としてほぐす。
2 鍋にだし汁を沸かし、1を入れて煮る。
3 弱火にしてみそを溶き入れ、ひと煮立ちさせて器に盛る。

油揚げは油抜きしてカロリーダウン

油揚げと里いも、ほうれん草のみそ汁

1人分 170kcal

むくみを取る

材料（2人分）

油揚げ…1枚
里いも（皮をむく）…3個（150ｇ）
しいたけ…5枚（100ｇ）
ほうれん草…½束（100ｇ）
だし汁…2カップ
みそ…大さじ1½

作り方

1 油揚げは油抜きし、1㎝幅の短冊切りにする。里いもは食べやすい大きさに切る。しいたけは軸を切り落とし、4等分に切る。
2 ほうれん草は塩少量（分量外）を加えた熱湯でさっとゆでて水けを絞り、4㎝長さに切る。
3 鍋にだし汁、里いもを入れ、火にかけて煮る。里いもがやわらかくなってきたら、しいたけ、油揚げを加えて煮て、2を加える。
4 弱火にしてみそを溶き入れ、ひと煮立ちさせて器に盛る。

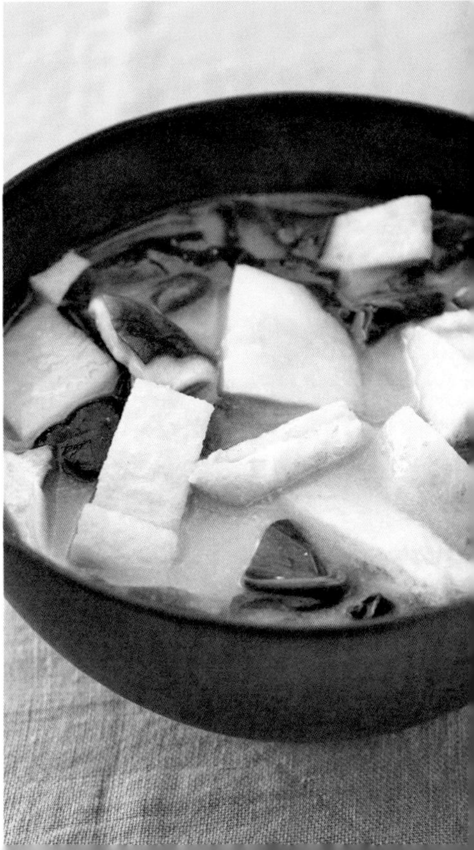

ひきわり納豆を使って汁をとろとろに

納豆とオクラ、なめこのみそ汁

1人分 **148**kcal

便秘解消

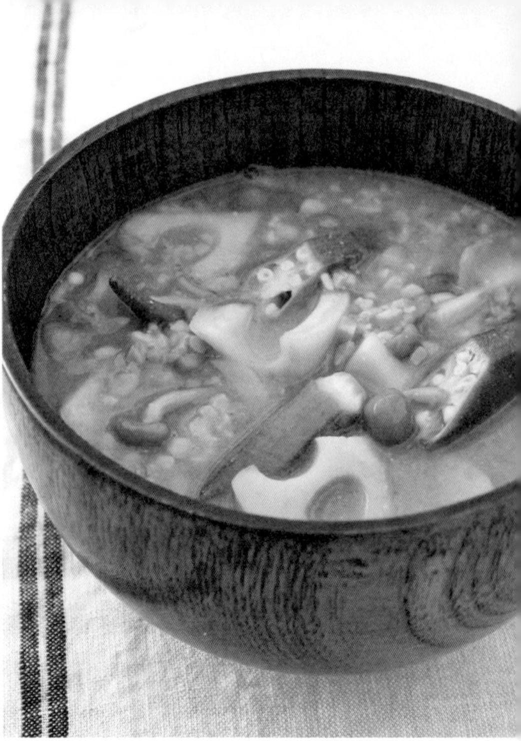

材料（2人分）

ひきわり納豆…1パック
れんこん（大）
<皮をむく>
…1節（150g）
オクラ…10本（100g）
なめこ…1パック（100g）
だし汁…2カップ
みそ…大さじ1½

作り方

1 れんこんは小さめの乱切りにする。オクラは板ずりし、斜め半分に切る。

2 鍋にだし汁、れんこんを入れて火にかけ、やわらかくなるまで煮る。なめこ、オクラを順に加えて再び煮立たせる。

3 弱火にしてみそを溶き入れ、納豆を加えてひと煮立ちさせ、器に盛る。

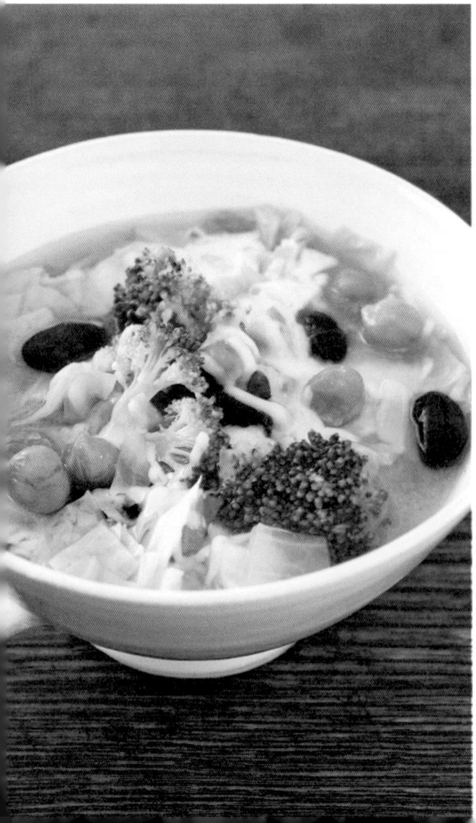

コンソメとチーズで洋風みそ汁に変身！

ミックスビーンズと緑野菜のチーズみそ汁

1人分 **180**kcal

糖質オフ

材料（2人分）

ミックスビーンズ（缶詰）
…1缶（110g）
キャベツ…4枚（200g）
玉ねぎ…½個（100g）
ブロッコリー
…⅙株（50g）
A 水…2½カップ
A 顆粒コンソメスープの素…小さじ1
みそ…大さじ1½
ピザ用チーズ…20g

作り方

1 キャベツ、玉ねぎは1㎝角に切り、ブロッコリーは小さめの小房に切り分ける。

2 鍋にA、玉ねぎを入れて火にかけ、沸騰したらキャベツ、ブロッコリーの順に加えて煮る。缶汁をきったミックスビーンズを加え、再び煮立たせる。

3 弱火にしてみそを溶き入れ、ひと煮立ちさせる。器に盛り、ピザ用チーズを散らす。

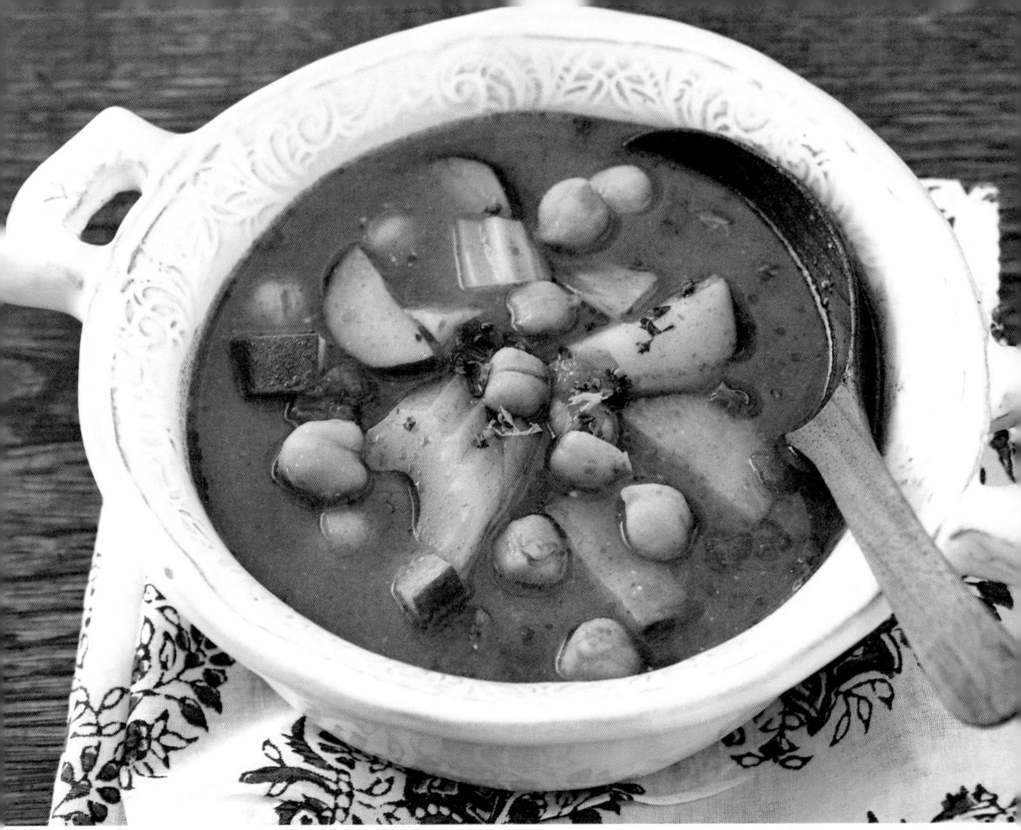

みそがトマト水煮の酸味をまろやかに

ひよこ豆のトマトスープ風みそ汁

1人分 **152**kcal

美肌づくり　ストレス食い防止

材料（2人分）

ひよこ豆の水煮（缶詰）…1缶（100g）
ズッキーニ…1本（100g）
セロリ…½本（50g）
トマト水煮缶（カットタイプ）…½缶（200g）
オリーブ油…小さじ1
A｜水…1½カップ
　｜顆粒コンソメスープの素…小さじ1
みそ…大さじ1½
パセリのみじん切り…適量

作り方

1 ズッキーニは1㎝厚さの半月切りにし、セロリは1㎝幅の斜め切りにする。
2 鍋にオリーブ油を熱してセロリ、ズッキーニを炒め、トマト水煮を加えてさらに炒める。Aを加え、煮立ったら、缶汁をきったひよこ豆を加える。
3 弱火にしてみそを溶き入れ、ひと煮立ちさせる。器に盛り、パセリを散らす。

卵でほっこり
滋養おかずみそ汁

卵には、筋肉づくりに必要な必須アミノ酸がバランスよく含まれます。
筋トレをして体を引き締めながら減量したい人には、卵のおかずみそ汁がおすすめ。
落とし卵、かきたまなどいろいろな使い方を楽しんで！

炒めて甘みを引き出したキャベツに卵をのせて

落とし卵と炒めキャベツのみそ汁

1人分 188kcal

食べ過ぎリセット　筋肉づくり

材料（2人分）

卵…2個
キャベツ…¼個（250g）
玉ねぎ…½個（100g）
ベーコン…1枚
オリーブ油…小さじ1
だし汁…2カップ
みそ…大さじ1
粗びき黒こしょう…少量

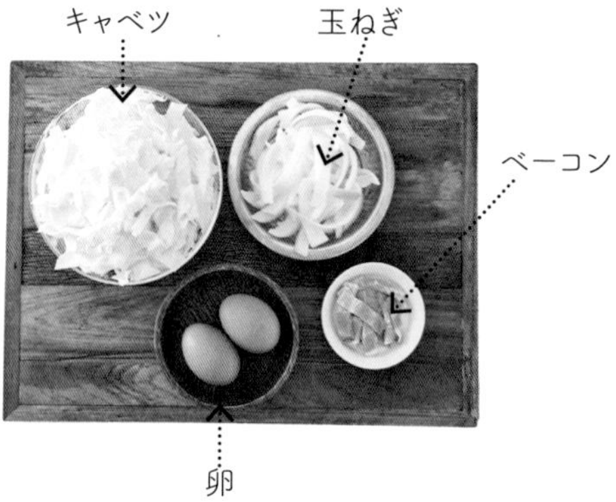

作り方

1 キャベツ、玉ねぎは1㎝幅に切る。ベーコンは1㎝幅の短冊切りにする。
2 鍋にオリーブ油を熱し、1を炒める。油がまわったらだし汁を加え、5分ほど煮る。
3 弱火にしてみそを溶き入れたら、卵を割り入れ、ふたをして30秒～1分ほど火を通す（好みの固さに）。器に盛り、粗びき黒こしょうをふる。

Diet Point!

●キャベツをオリーブ油で炒めることで、コクと甘みをアップ。満足感を高めます。
●キャベツには胃の粘膜を保護するビタミンUが含まれ、食べ過ぎで疲れた胃をいたわります。

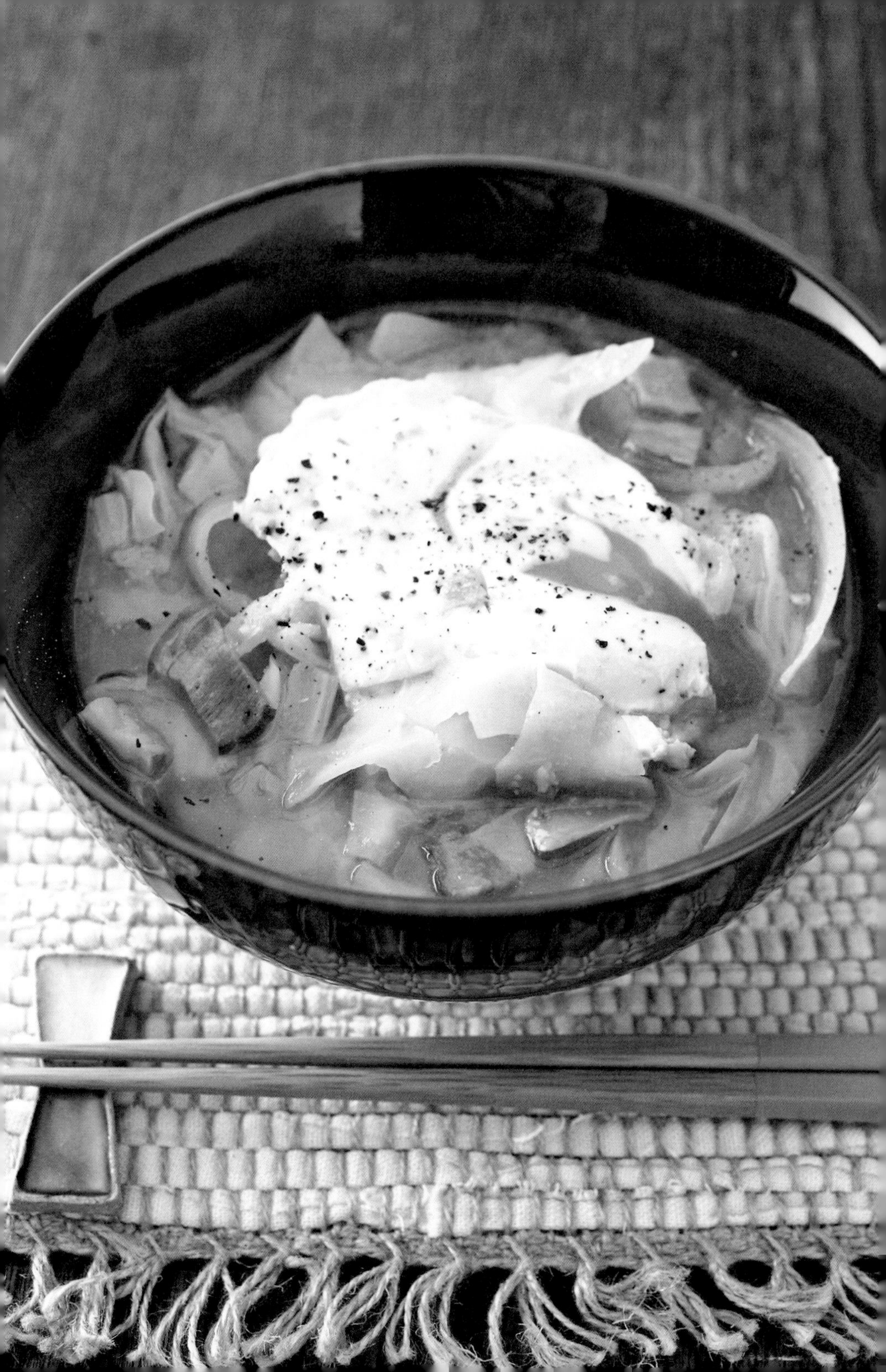

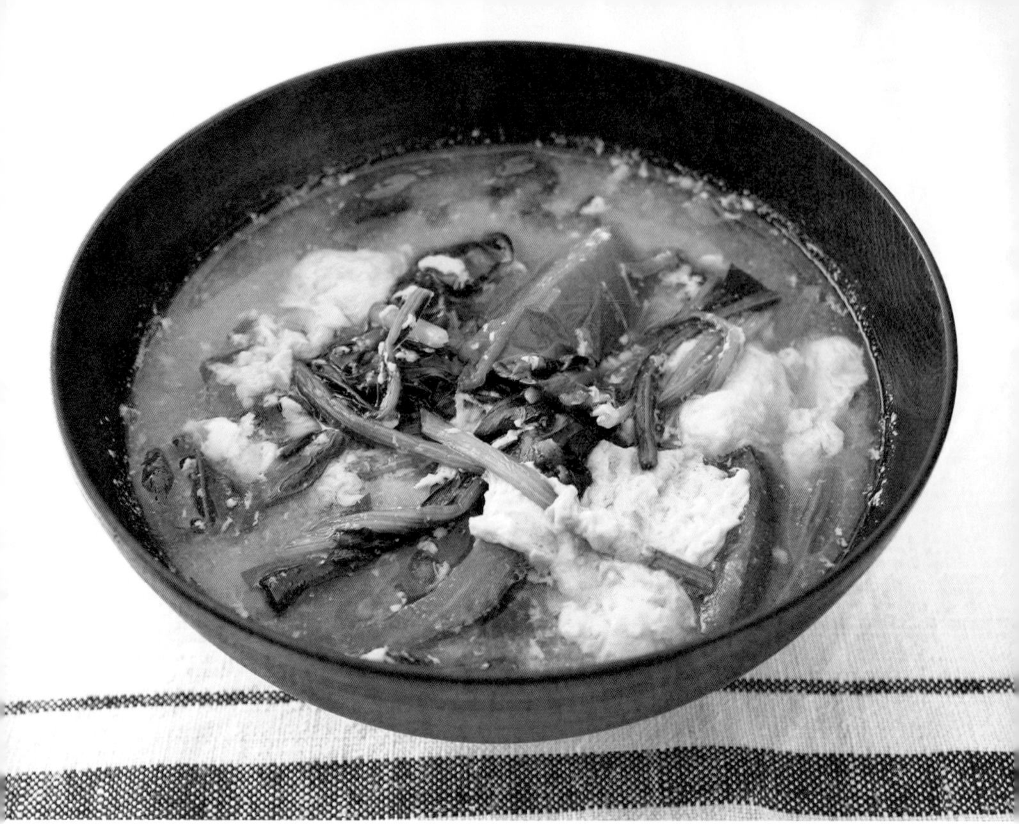

卵にないビタミンCを野菜で補うからバランスGOOD！

ほうれん草とトマトのかきたまみそ汁

1人分　97kcal

美肌づくり　筋肉づくり

材料（2人分）

卵…1個
ほうれん草…1束（200ｇ）
トマト（大）…1個（150ｇ）
だし汁…2カップ
みそ…大さじ1½

作り方

1 ほうれん草は塩少量（分量外）を入れた熱湯でさっとゆでて水けを絞り、4㎝長さに切る。トマトはくし形切りにする。卵は溶きほぐす。
2 鍋にだし汁を沸かし、トマト、ほうれん草を加えてさっと煮る。
3 弱火にしてみそを溶き入れ、ひと煮立ちさせる。溶き卵を回し入れ、ふんわり固まったら火を止め、器に盛る。

みじん切りのしょうが入りで体ポカポカ！

卵としょうがの コーンクリームみそ汁

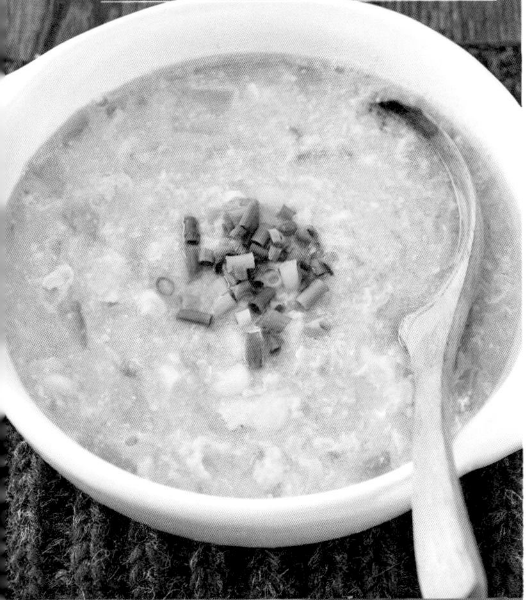

1人分 178kcal

冷え解消

材料（2人分）

卵…1個
玉ねぎ…½個（100g）
しょうが…1かけ（10g）
だし汁…1カップ
A コーンクリーム（缶詰）…1缶（190g）
　 ホールコーン…50g
みそ…大さじ1½
万能ねぎの小口切り…適量

作り方

1 玉ねぎは1cm角に切り、しょうがはみじん切りにする。卵は溶きほぐす。
2 鍋にだし汁、玉ねぎ、しょうがを入れ、火にかけて煮る。玉ねぎに火が通ったら、Aを加えて混ぜ、みそを溶き入れ、ひと煮立ちさせる。
3 溶き卵を回し入れ、ふんわり固まったら火を止める。器に盛り、万能ねぎを散らす。

にらのアリシンがビタミンB_1の吸収を助ける

大根とにらの温玉のせ ピリ辛みそ汁

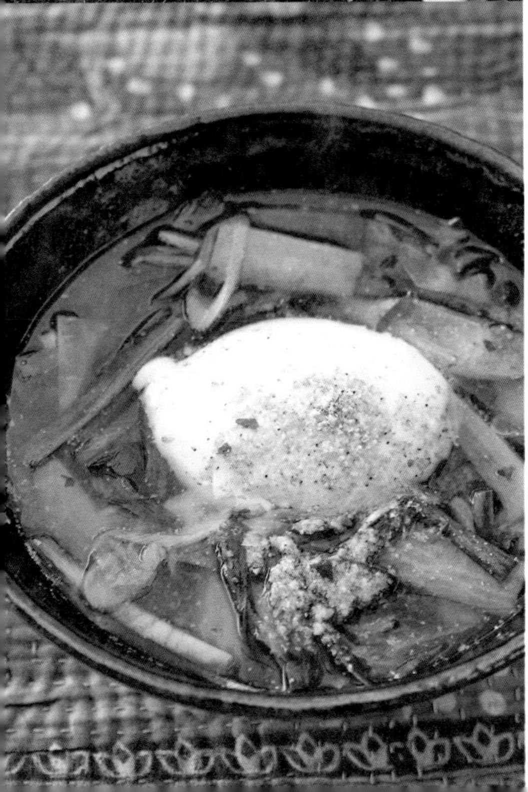

1人分 152kcal

代謝アップ

材料（2人分）

温泉卵…2個
大根（皮をむく）
　…約5cm（150g）
長ねぎ…1本（100g）
にら…1束（100g）
ごま油…小さじ1
豆板醤…小さじ½
A 水…2½カップ
　 鶏ガラスープの素
　 　…小さじ2
みそ…小さじ2
白すりごま…小さじ1

作り方

1 大根は短冊切りにし、長ねぎは斜め薄切りに、にらは4cm長さに切る。
2 鍋にごま油を熱し、大根、豆板醤を炒める。Aを加え、沸騰したら長ねぎ、にらを加えて煮る。
3 弱火にしてみそを溶き入れ、ひと煮立ちさせて器に盛る。温泉卵をのせ、白すりごまをふる。

肉で食べ応え抜群！おかずみそ汁

肉をおかずみそ汁の具に加えれば、主菜に変身します。食べ過ぎをリセットしたいときは、この1品だけでOK。鶏ささ身、鶏むね肉、豚もも肉など低脂肪で高たんぱくな部位を選ぶと、カロリーを抑えられます。

鶏だんごからだしが出てホッとする味わい

鶏だんごと白菜のみそ汁

1人分 **207**kcal

食べ過ぎリセット　冷え解消

材料（2人分）

鶏ひき肉…150ｇ
長ねぎ…１本（100ｇ）
白菜…２枚（200ｇ）
しめじ…½パック（50ｇ）
A
- 片栗粉…小さじ２
- 酒…小さじ１
- しょうがのすりおろし…小さじ½
- 塩、こしょう…各少量

だし汁…２カップ
みそ…大さじ1½

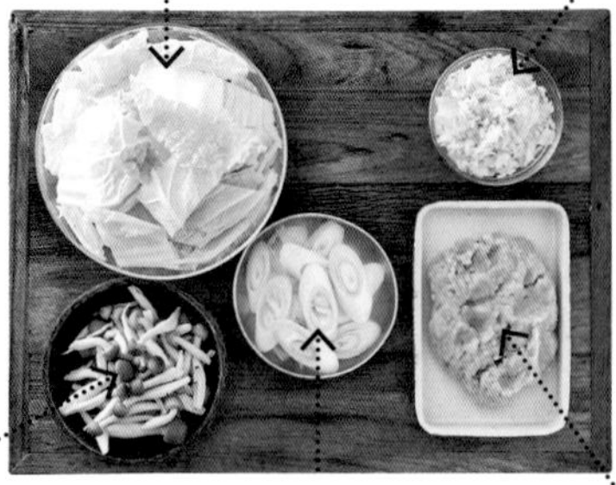

作り方

1 長ねぎは半分をみじん切りにし、残りを1㎝幅の斜め切りにする。白菜は3㎝幅に切り、しめじは石づきを切り落としてほぐす。
2 ボウルに鶏ひき肉、みじん切りにした長ねぎ、Aを入れてよく混ぜ、ひと口大のだんご状に丸める。
3 鍋にだし汁、白菜を入れて煮立たせ、長ねぎ、しめじ、2を加えて具材に火が通るまで煮る。
4 弱火にしてみそを溶き入れ、ひと煮立ちさせて器に盛る。

Diet Point!

●鶏だんごの肉だねに、みじん切りにした長ねぎをたっぷり混ぜ込んでボリュームをアップ。

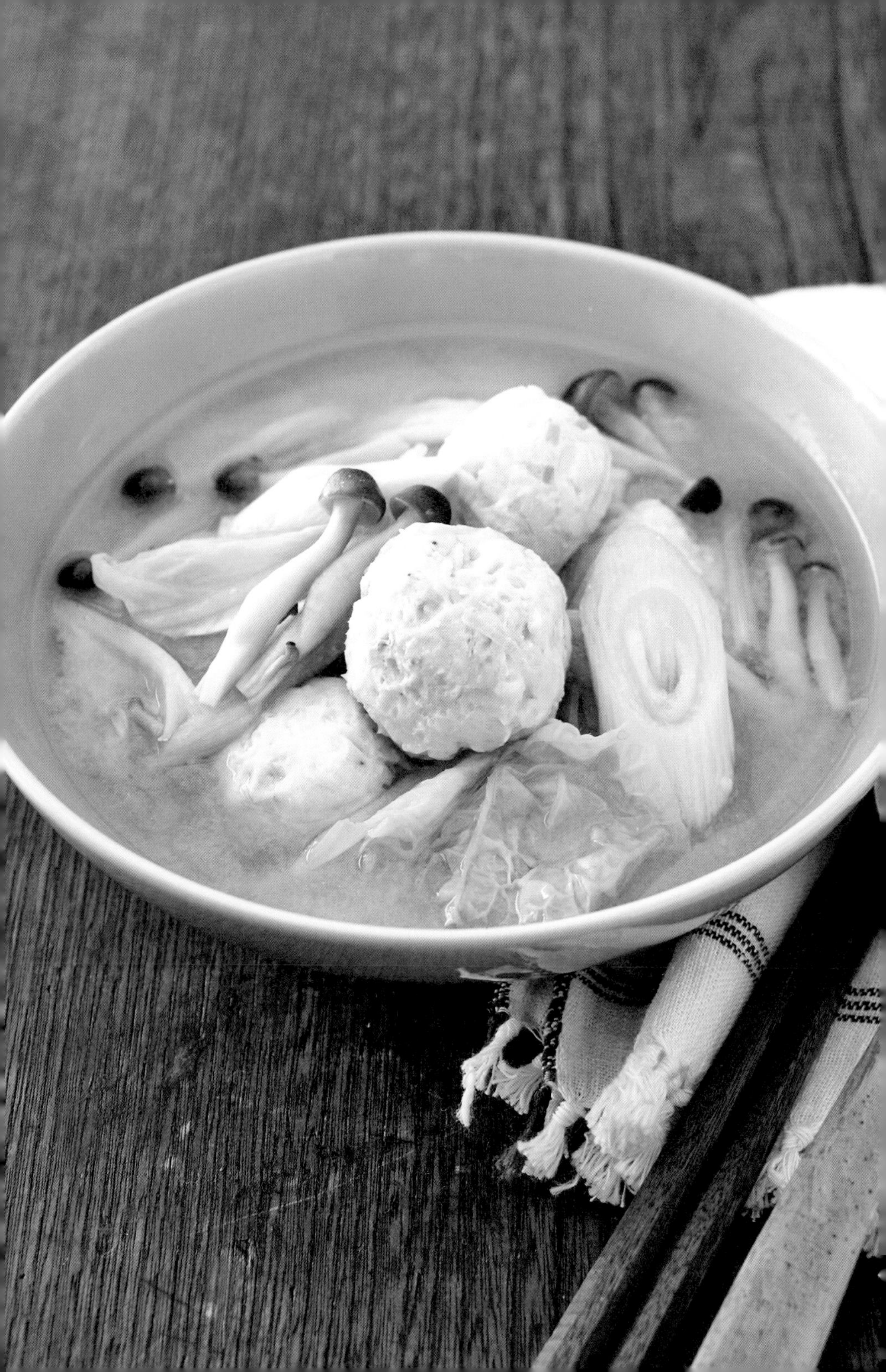

根菜、いも、豆乳でカリウムたっぷり

ごま豆乳豚汁

1人分 **398**kcal

代謝アップ　むくみを取る

材料（2人分）

- 豚バラ薄切り肉…80ｇ
- ごぼう…1本（150ｇ）
- にんじん（皮をむく）…¼本（50ｇ）
- 里いも（皮をむく）…2個（100ｇ）
- 長ねぎ…½本（50ｇ）
- 油揚げ…1枚
- こんにゃく（アク抜き済み）…½枚（120ｇ）
- だし汁…1½カップ
- みそ…大さじ2
- 豆乳（無調整）…1カップ
- 白すりごま…適量

作り方

1 豚肉は4cm長さに切る。ごぼう、にんじんは乱切りにする。里いもは食べやすい大きさに切る。長ねぎは1cm幅に切る。油揚げは油抜きし、1cm幅の短冊切りにする。こんにゃくは2cm角に切る。

2 鍋にだし汁、1を入れて煮立たせ、具材に火が通るまで煮る。

3 弱火にしてみそを溶き入れ、豆乳を加えてひと煮立ちさせる。器に盛り、すりごまをかける。

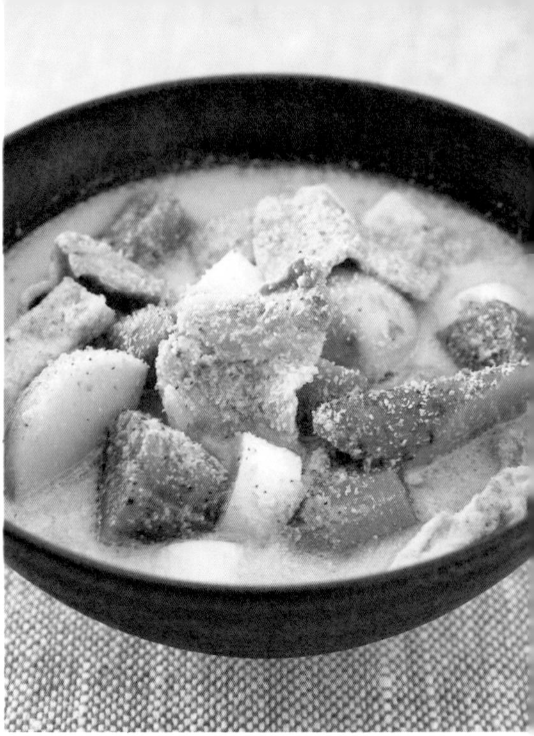

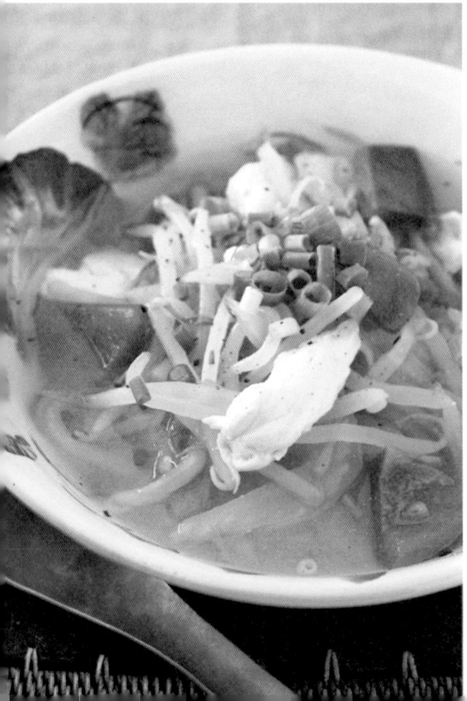

発酵調味料のみそ、ナンプラーは相性GOOD

鶏ささ身のエスニック風みそ汁

1人分 **98**kcal

筋肉づくり

材料（2人分）

- 鶏ささ身…2本
- セロリ…½本（50ｇ）
- 赤パプリカ…1個（100ｇ）
- もやし…1袋（200ｇ）
- 小ねぎの小口切り…適量
- A
  - 水…2カップ
  - 鶏ガラスープの素…小さじ1
  - ナンプラー…小さじ2
- みそ…小さじ2
- 粗びき黒こしょう…少量

作り方

1 鶏ささ身はひと口大に切る。セロリは斜め薄切りにし、パプリカは小さめのひと口大に切る。

2 鍋にAを入れて火にかけ、煮立ったら1ともやしを入れ、鶏ささ身に火が通るまで煮る。

3 弱火にしてみそを溶き入れ、ひと煮立ちさせる。器に盛って小ねぎを散らし、粗びき黒こしょうをふる。

豚肉のうまみを白菜が吸って美味

豚肉と白菜のミルフィーユみそ汁

1人分 183kcal

食べ過ぎリセット

筋肉づくり

材料（2人分）

豚ロース薄切り肉…100ｇ
白菜…3枚（300ｇ）
だし汁…2カップ
みそ…大さじ1½
小ねぎの小口切り
…5本（50ｇ）
ラー油…少量

作り方

1 白菜、豚肉を交互に重ねる。
2 1を4㎝長さに切り、断面を上にして鍋に敷き詰める。だし汁を加えて火にかけ、10〜15分煮る。
3 弱火にしてみそを溶き入れ、ひと煮立ちさせる。器に盛って、小ねぎを散らし、ラー油をかける。

くずれないように切った断面を上にして敷き詰めて

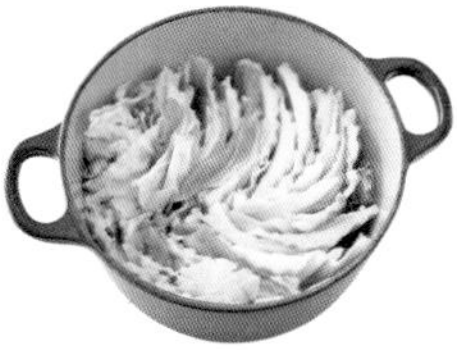

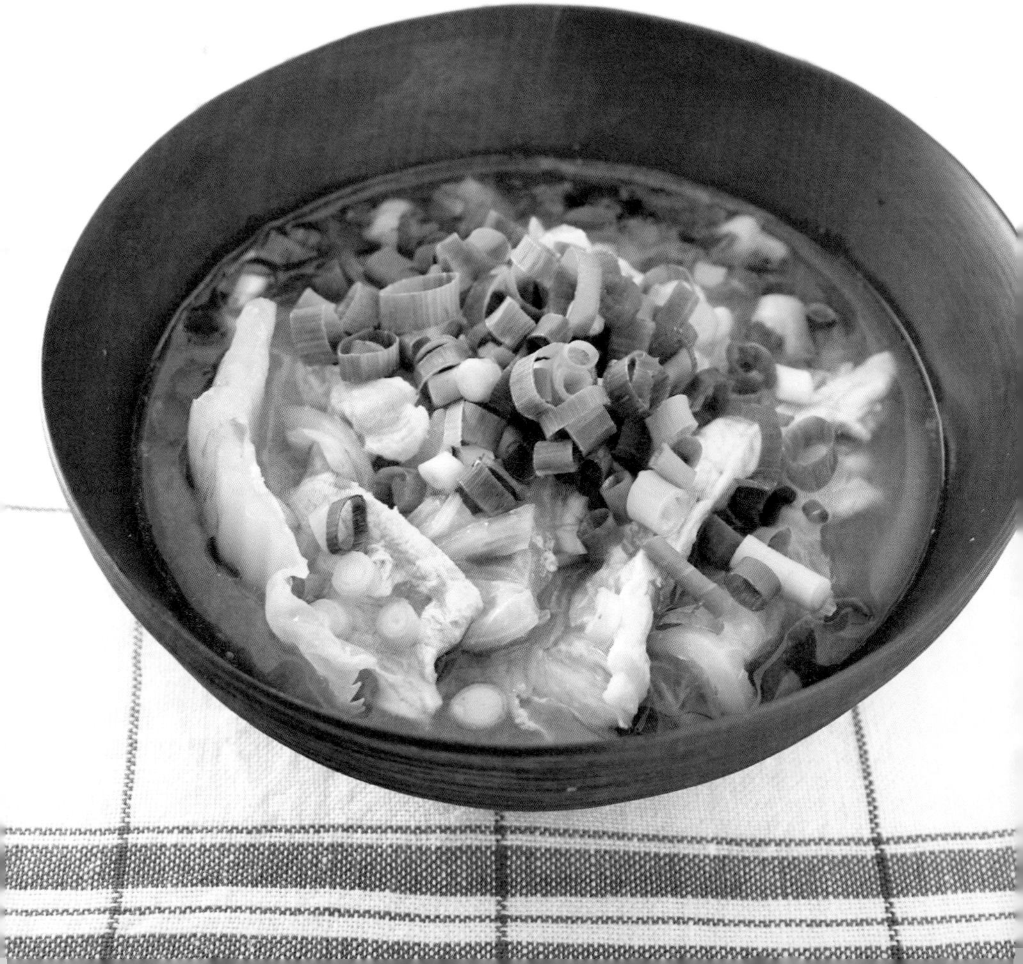

たっぷりのもやしを麺に見立てて担々麺風に

もやしの担々風みそ汁

1人分 **194**kcal

糖質オフ

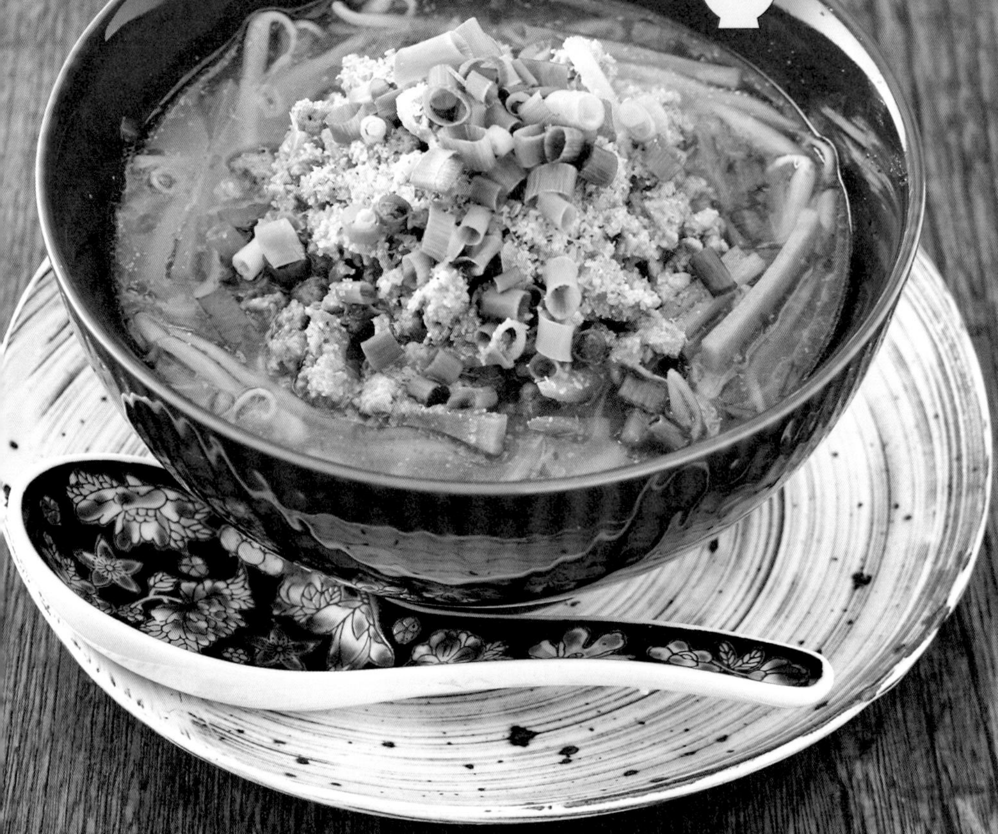

材料（2人分）

豚ひき肉…100g
長ねぎ…½本（50g）
にんじん（皮をむく）…½本（100g）
もやし…1袋（200g）
ごま油…小さじ1
豆板醤…小さじ½

A
水…2カップ
にんにくのすりおろし、しょうがのすりおろし…各小さじ½
しょうゆ、砂糖、鶏ガラスープの素…各小さじ1

みそ…小さじ2
白すりごま…小さじ1
小ねぎの小口切り…適量

作り方

1 長ねぎはみじん切りにし、にんじんは細切りにする。
2 鍋にごま油を熱し、豚ひき肉、長ねぎ、豆板醤を炒める。Aを加えて混ぜて煮立たせ、もやし、にんじんを加えて煮る。
3 弱火にしてみそを溶き入れ、ひと煮立ちさせる。器に盛って、白すりごまをふり、小ねぎを散らす。

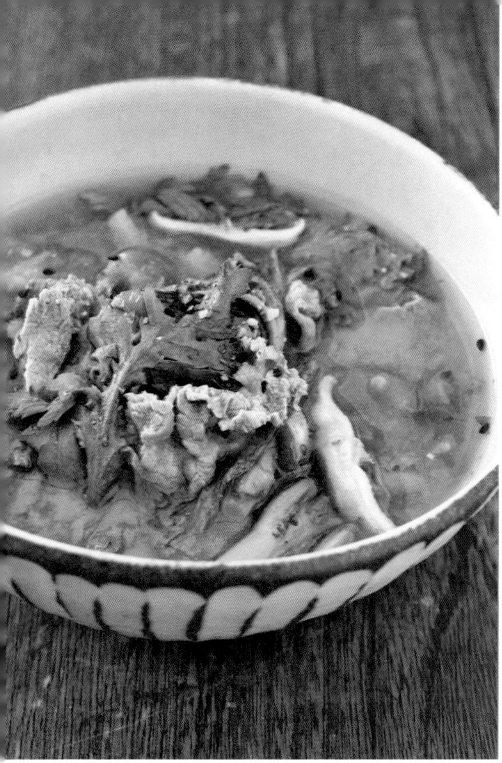

春菊でβ-カロテンたっぷりに

牛こまと春菊、トマトのみそ汁

1人分 270kcal

美肌づくり

材料（2人分）

牛こま切れ肉…100ｇ
春菊…½パック（100ｇ）
トマト（大）…1個（150ｇ）
しいたけ…5枚（100ｇ）

A
だし汁…2½カップ
酒…小さじ1
しょうがのすりおろし…小さじ½

みそ…大さじ2
七味とうがらし…少量

作り方

1 春菊は5㎝長さに切る。トマトは2㎝角に切る。しいたけは軸を切って薄切りにする。
2 鍋にAを入れて煮立たせる。牛肉、しいたけ、春菊、トマトの順に入れ、さっと煮る。
3 弱火にしてみそを溶き入れ、ひと煮立ちさせる。器に盛って七味とうがらしをふる。

ごま油で具を炒めてコク、香ばしさアップ

豚肉とささがきごぼうのみそ汁

1人分 261kcal

便秘解消

材料（2人分）

豚しゃぶしゃぶ用肉…100ｇ
ごぼう…1本（150ｇ）
さやいんげん…10本（100ｇ）
にんじん（皮をむく）…½本（100ｇ）

ごま油…小さじ2

A
だし汁…2カップ
酒…小さじ1

みそ…大さじ1½

作り方

1 豚肉は食べやすい大きさに切る。ごぼうはささがきにする。さやいんげんは筋を取り、4㎝長さに切る。にんじんは4㎝長さの細切りにする。
2 鍋にごま油を熱し、豚肉、ごぼう、にんじんを炒める。Aを加え、沸騰したら、いんげんを加えて煮る。
3 弱火にしてみそを溶き入れ、ひと煮立ちさせて器に盛る。

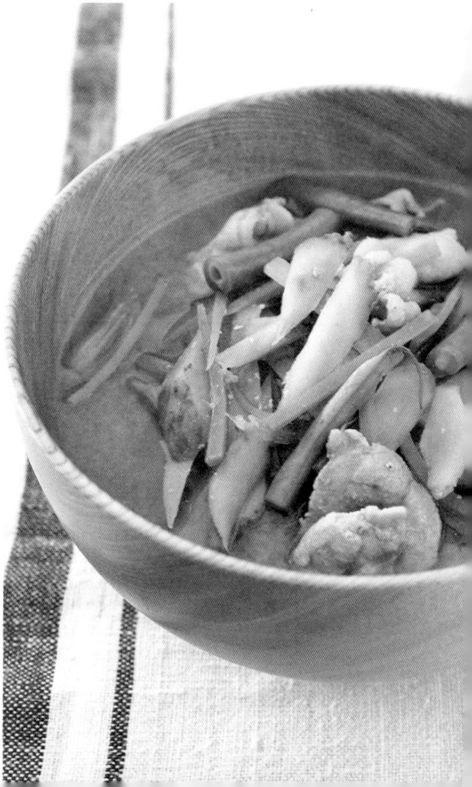

手軽なベーコンでうまみをプラス

ベーコンとかぶ、キャベツのみそ汁

1人分 **135**kcal

食べ過ぎリセット

材料（2人分）

ベーコン…2枚
かぶ（皮をむく）
　…2個（200ｇ）
かぶの葉…50ｇ
キャベツ…2枚（100ｇ）
だし汁…2カップ
みそ…大さじ1½

作り方

1 ベーコンは1㎝幅の短冊切りにする。かぶはくし形切りにし、かぶの葉は2㎝幅に切る。キャベツは3㎝のざく切りにする。
2 鍋にだし汁、1を入れて火にかけ、かぶに火が通るまで煮る。
3 弱火にしてみそを溶き入れ、ひと煮立ちさせて器に盛る。

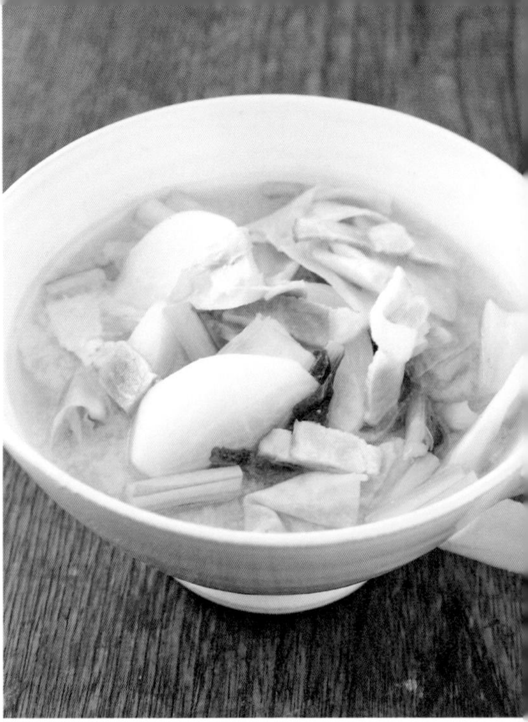

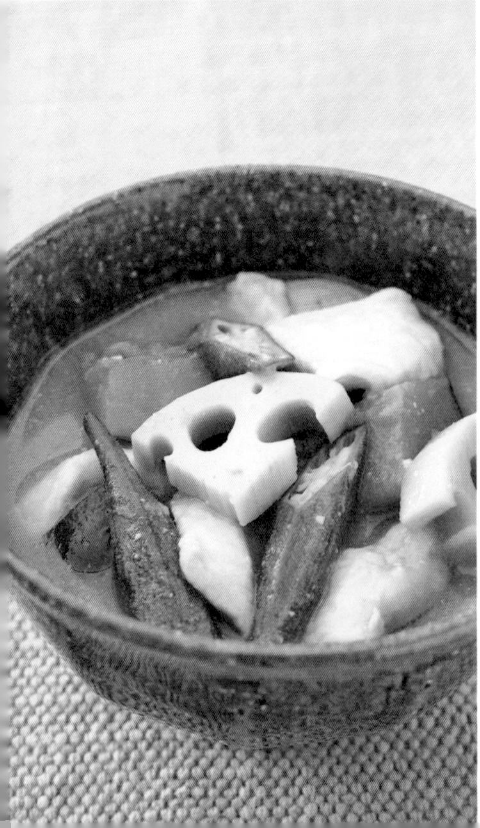

鶏むねに片栗粉をまぶして食感をよく

鶏むねとれんこん、かぼちゃのみそ汁

1人分 **278**kcal

筋肉づくり　むくみを取る

材料（2人分）

鶏むね肉（皮を取る）…1枚
A｜塩、片栗粉
　｜　…各少量
れんこん（大）＜皮をむく＞…150ｇ
かぼちゃ（種とわたを除く）
　…150ｇ
オクラ…5本（50ｇ）
だし汁…2カップ
みそ…大さじ1½

作り方

1 鶏むね肉は皮を取ってそぎ切りにし、Aをまぶす。
2 れんこんは1㎝厚さのいちょう切りにする。かぼちゃは3㎝角に切り、オクラは板ずりし、斜め半分に切る。
3 鍋にだし汁、れんこん、かぼちゃ、鶏むね肉を入れて火にかけて煮る。れんこんに火が通ったら、オクラを加えてさっと煮る。
4 弱火にしてみそを溶き入れ、ひと煮立ちさせて器に盛る。

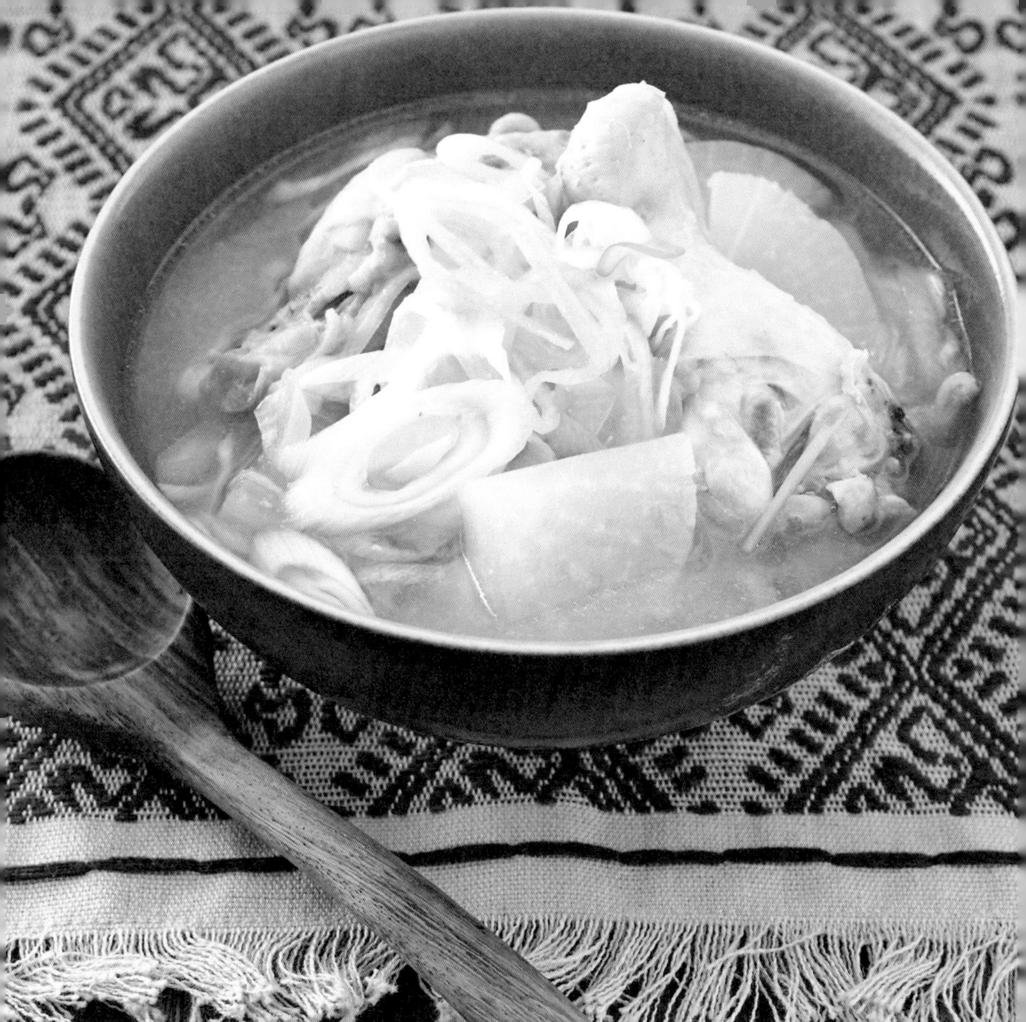

ねぎ、しょうがの温め食材で血の巡りをよく

サムゲタン風みそ汁

1人分 **270**kcal

筋肉づくり　冷え解消

材料（2人分）

鶏手羽元…4本
大根（皮をむく）…約8cm（250g）
長ねぎ…1本（100g）
しょうが…1かけ
A 水…2カップ
A 鶏ガラスープの素…小さじ2
みそ…大さじ1

作り方

1 大根は1cm幅のいちょう切りにし、長ねぎは斜め薄切りにする。しょうがはせん切りにする。
2 鍋にA、鶏手羽元、大根、長ねぎ、しょうがを入れて弱火にかけ、手羽元に火が通るまで15分ほど煮る。
3 みそを溶き入れ、ひと煮立ちさせて器に盛る。

魚介の栄養丸ごと！
燃焼おかずみそ汁

魚介のおかずみそ汁からは、良質なたんぱく質やDHA、EPAがとれ、
脂肪燃焼が促進されます。
魚の切り身やさば缶、ツナ缶、ほたて缶などの水煮缶を使えば、
下ごしらえの手間がかからず、短時間ででき上がります。

手軽なさば水煮缶を使って、濃厚なうまみに

さば缶と大根のキムチみそ汁

1人分 **232**kcal

代謝アップ　冷え解消

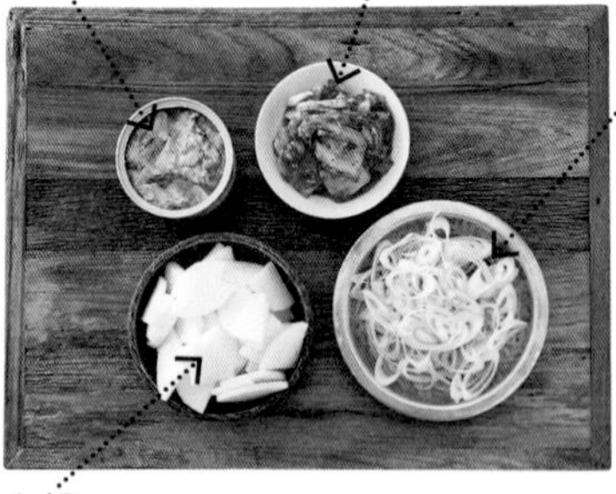

材料（2人分）

さば水煮缶…1缶（190g）
白菜キムチ…100g
大根（皮をむく）…約6㎝（200g）
長ねぎ…½本（50g）
A｜水…2カップ
　｜鶏ガラスープの素…大さじ½
みそ…大さじ1
ごま油…小さじ½

作り方

1 大根は7㎜幅のいちょう切りにする。長ねぎは斜め薄切りにする。
2 鍋にA、大根を入れて火にかけ、沸騰したら長ねぎ、キムチ、さば水煮を缶汁ごと加えてさっと煮る。
3 弱火にしてみそを溶き入れ、ひと煮立ちさせる。器に盛り、ごま油をかける。

Diet Point!

●さば缶を缶汁ごと使ってうまみを活かし、満足感をアップ。
●さばのDHA、EPA、キムチのカプサイシンで脂肪が燃えやすい体に。

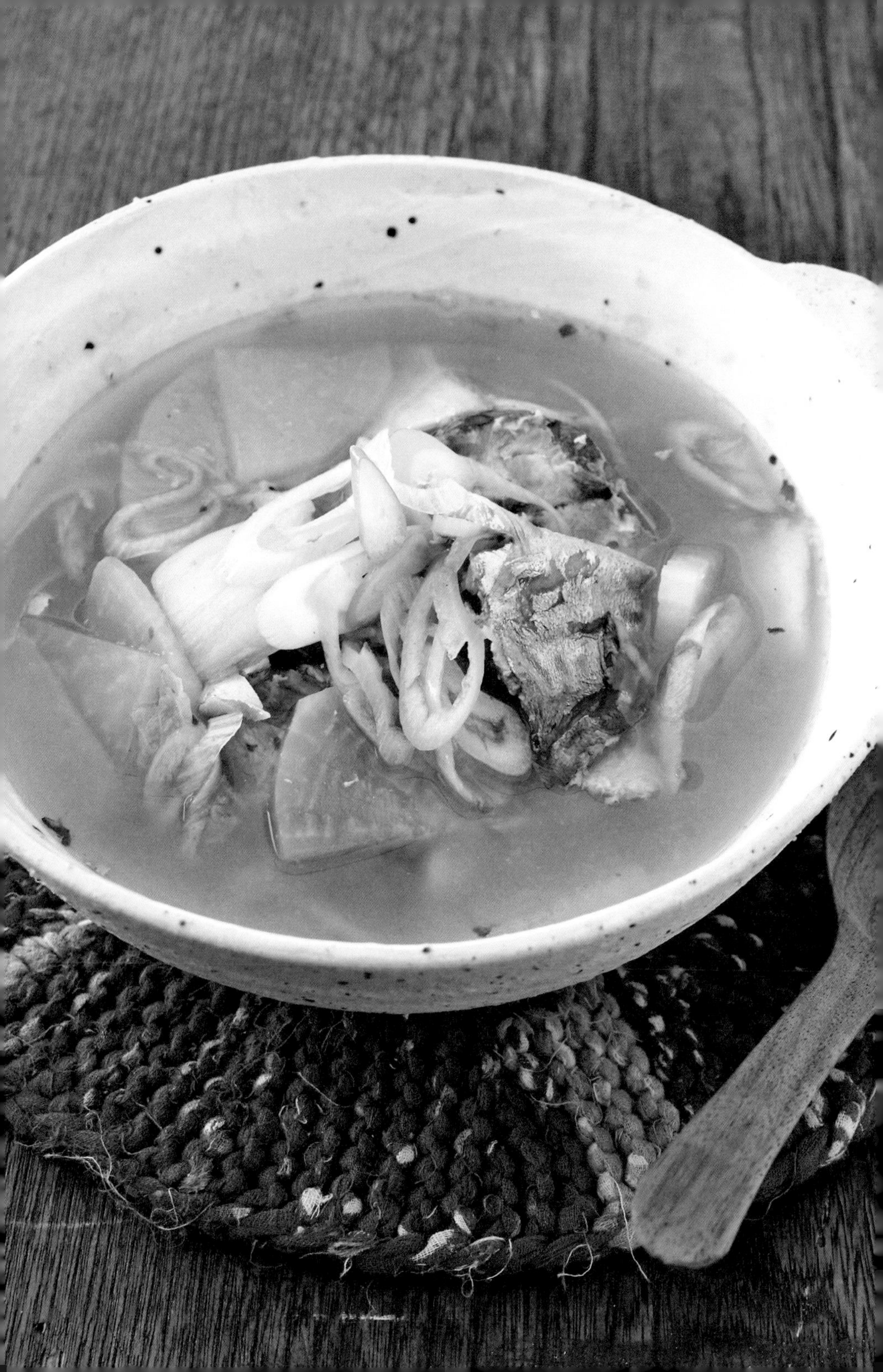

酒かすをプラスして温め効果アップ

さけのかす汁

1人分 **313**kcal

代謝アップ　美肌づくり　冷え解消

Diet Point!

- さけには、エネルギー代謝を促すビタミンB_1、B_2が豊富。
- 酒かすと具の根菜が体を温め、代謝のいい体に。

材料（2人分）

生さけの切り身…2切れ
塩…少量
大根（皮をむく）…約4～5㎝（150ｇ）
にんじん（皮をむく）…½本（100ｇ）
長ねぎ…½本（50ｇ）
しいたけ…3枚（60ｇ）
酒かす…50ｇ
だし汁…2カップ
みそ…大さじ1½

作り方

1 さけは塩をふって10分ほど置き、ペーパータオルで水けをふいて、食べやすい大きさに切る。大根はいちょう切りに、にんじんは半月切りに、長ねぎは1㎝幅の斜め薄切りにする。しいたけは軸を取って5㎜厚さに切る。

2 鍋にだし汁、大根、にんじんを入れて火にかける。沸騰したら、長ねぎ、しいたけ、さけを加えて具材に火が通るまで煮る。

3 弱火にして酒かす、みそを溶き入れ、ひと煮立ちさせて器に盛る。

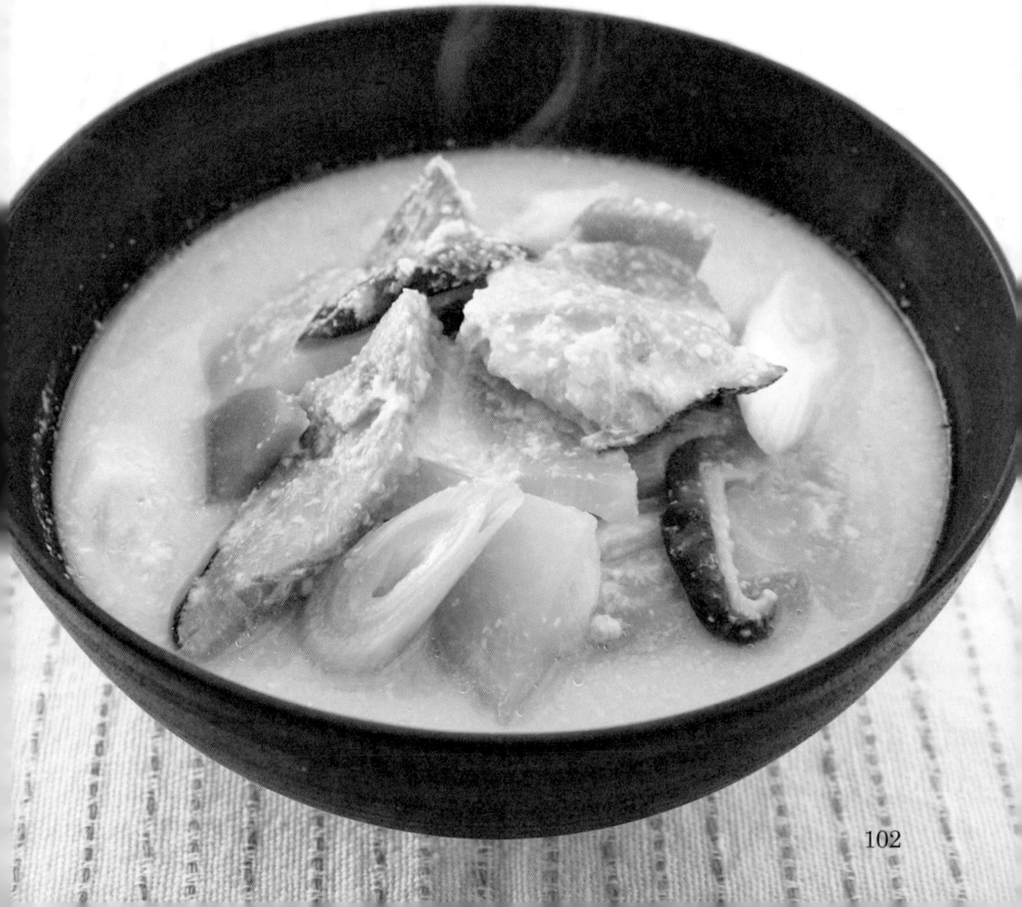

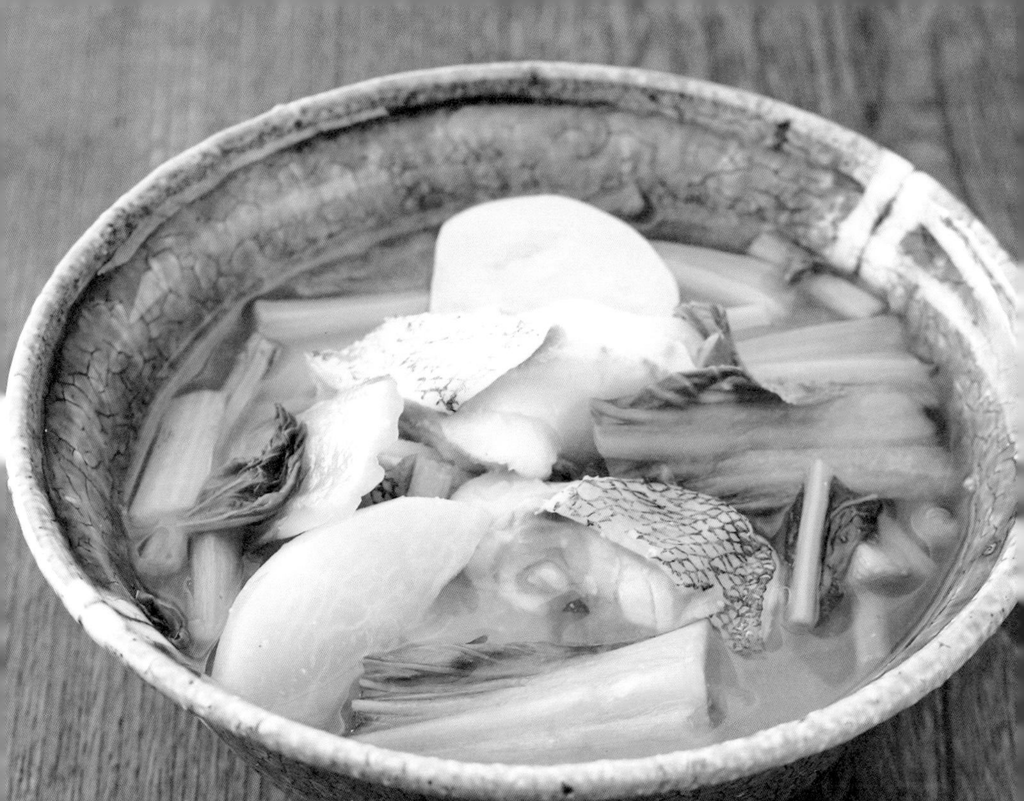

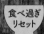

ゆずこしょうの辛みと香りがアクセント

たらとチンゲン菜、かぶのゆずこしょうみそ汁

1人分 **135**kcal

食べ過ぎリセット　糖質オフ

材料（2人分）

生たらの切り身…2切れ
塩…少量
かぶ（皮をむく）
…2個（200ｇ）
かぶの葉…100ｇ
チンゲン菜…1株（100ｇ）
だし汁…2カップ
みそ…大さじ1½
ゆずこしょう…小さじ½

作り方

1 たらは塩をふって10分ほど置き、ペーパータオルで水けをふいて食べやすい大きさに切る。かぶはくし形切りにし、かぶの葉は2㎝長さに切る。チンゲン菜は4㎝長さに切る。
2 鍋にだし汁、かぶを入れて火にかけ、煮立ったら、たら、チンゲン菜、かぶの葉を加えて具材に火が通るまで煮る。
3 弱火にしてみそ、ゆずこしょうを溶き入れ、ひと煮立ちさせて器に盛る。

Diet Point!

●白身魚のたらは、低脂肪で低カロリー。
●野菜は、低糖質でβ-カロテンが豊富なチンゲン菜、かぶの葉をたっぷり使います。

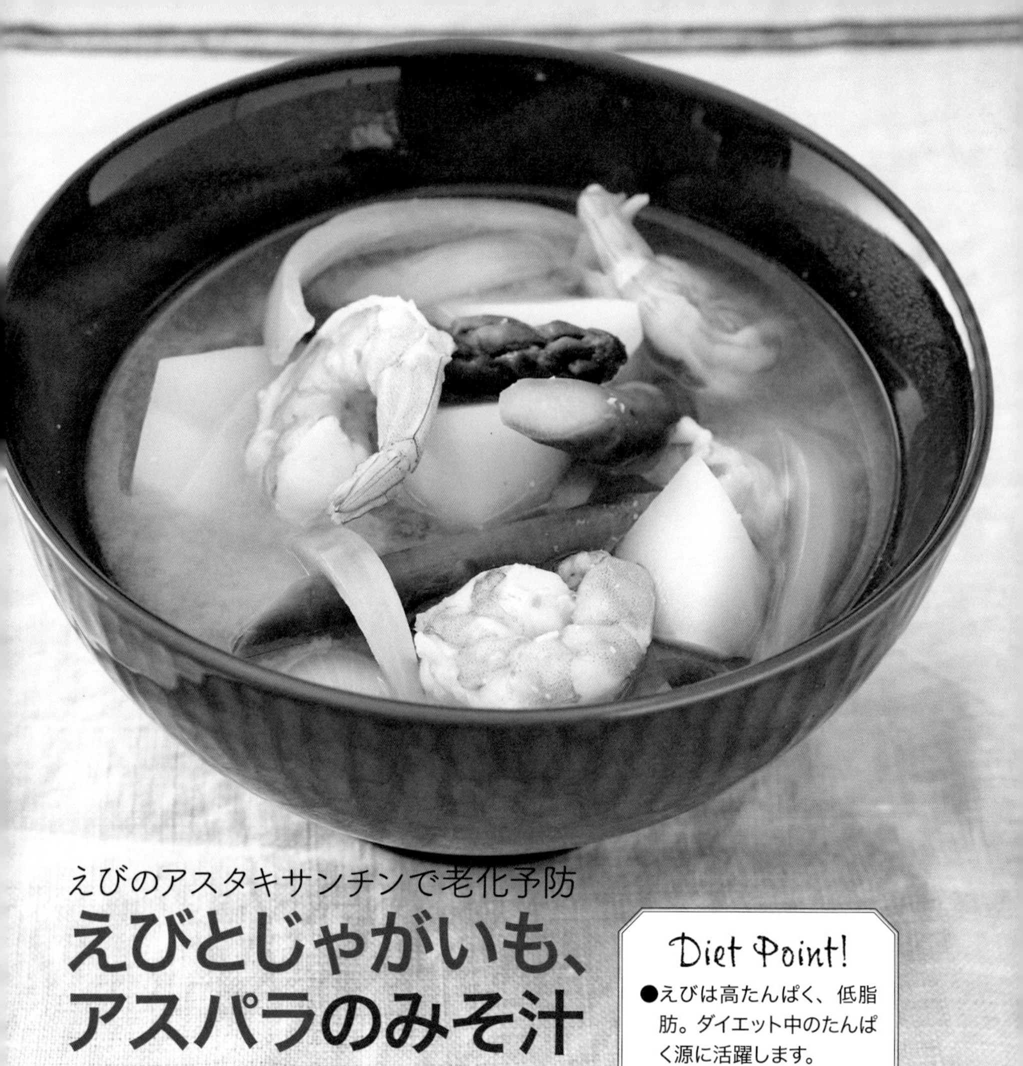

えびのアスタキサンチンで老化予防

えびとじゃがいも、アスパラのみそ汁

1人分 147kcal

美肌づくり

Diet Point!

●えびは高たんぱく、低脂肪。ダイエット中のたんぱく源に活躍します。

●じゃがいものビタミンCは加熱に強く、コラーゲンの合成を促進。

材料（2人分）

えび…約10尾（120g）
じゃがいも（皮をむく）…1個（150g）
玉ねぎ…½個（100g）
グリーンアスパラガス…5本（100g）
だし汁…2カップ
みそ…大さじ1½

作り方

1 えびは殻をむいて背に切り込みを入れ、背わたを取り除く。

2 じゃがいもは小さめの乱切りにし、玉ねぎはくし形切りにする。アスパラガスは下半分の皮をピーラーでむき、斜め4等分に切る。

3 鍋にだし汁、じゃがいも、玉ねぎを入れて火にかける。じゃがいもがやわらかくなってきたら、えび、アスパラを加えて火が通るまで煮る。

4 弱火にしてみそを溶き入れ、ひと煮立ちさせて器に盛る。

あさりから出るだしのうまみ成分が満足感を高める

あさりの
クラムチャウダー風みそ汁

1人分 **224**kcal

食べ過ぎリセット　代謝アップ

材料（2人分）

あさり（砂抜き済み）…150g
じゃがいも（皮をむく）
…1個（150g）
にんじん（皮をむく）
…½本（100g）
玉ねぎ…½個（100g）
バター…10g
小麦粉…小さじ2
A｜だし汁、牛乳…各1カップ
みそ…大さじ1
パセリのみじん切り…少量

作り方

1 じゃがいも、にんじん、玉ねぎは1㎝角に切る。

2 鍋にバターを熱し、**1**を炒める。小麦粉をまぶし、**A**、あさりを加えてふたをし、あさりの口が開くまで煮る。

3 弱火にしてみそを溶き入れ、ひと煮立ちさせる。器に盛り、パセリを散らす。

Diet Point!

●あさりからは、不足しやすい鉄が補えます。鉄が酸素を全身の細胞に届けることで、エネルギー代謝のいい体に。

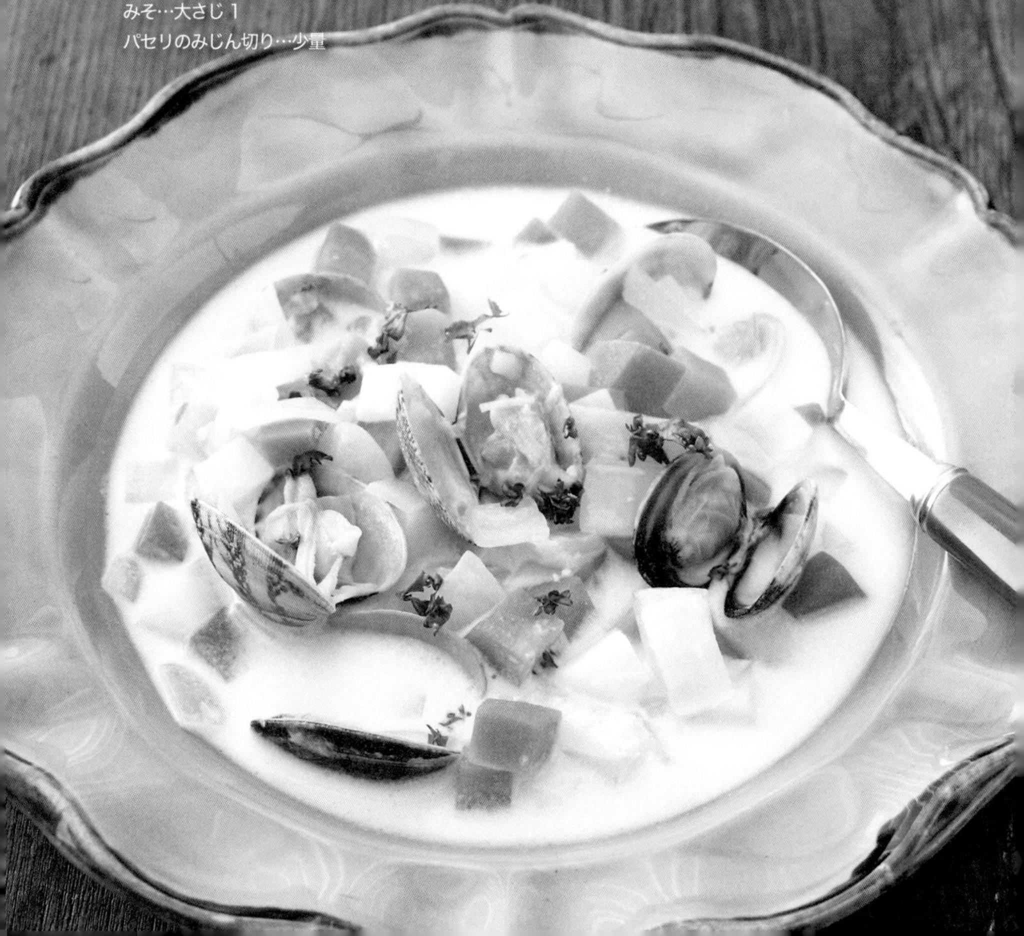

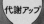

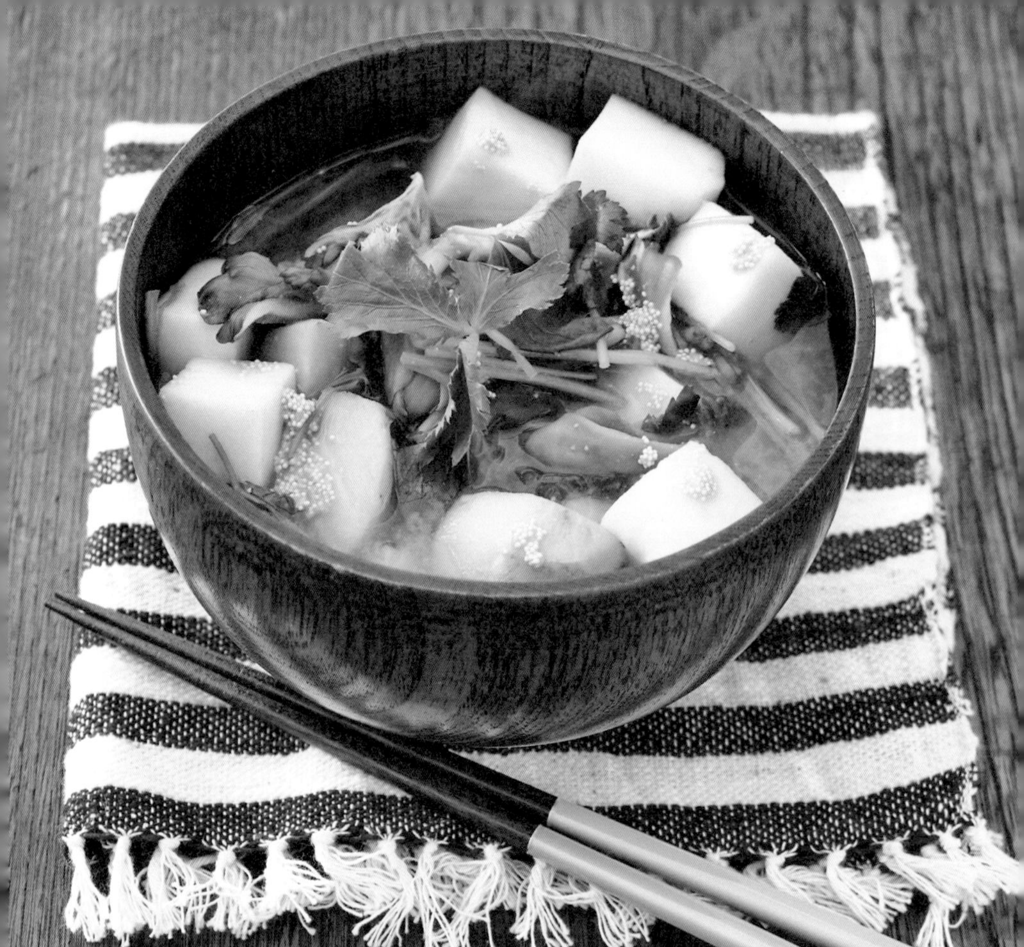

ふわふわのはんぺんを具にし、明太子でうまみをプラス

はんぺんとまいたけ、里いもの明太みそ汁

1人分 **159**kcal

ストレス食い防止　便秘解消

Diet Point!

- 魚肉のすり身を使ったはんぺんは、低カロリーなたんぱく源に。
- 里いも、まいたけの食物繊維が便通をよくします。

材料（2人分）

はんぺん…1枚
明太子…20g
里いも（皮をむく）…4個（200g）
まいたけ…1パック（100g）
三つ葉…50g
だし汁…2カップ
みそ…大さじ1½

作り方

1. はんぺんは2cm角に切る。明太子は薄皮を除いて身を取り出す。里いもは食べやすい大きさに切り、まいたけは石づきを切り落としてほぐす。三つ葉は4cm長さに切る。
2. 鍋にだし汁、里いもを入れて火にかける。煮立ったらまいたけを加え、里いもに火が通ったら、はんぺん、明太子を加えてさっと煮る。
3. 弱火にしてみそを溶き入れ、ひと煮立ちさせる。三つ葉を加え、器に盛る。

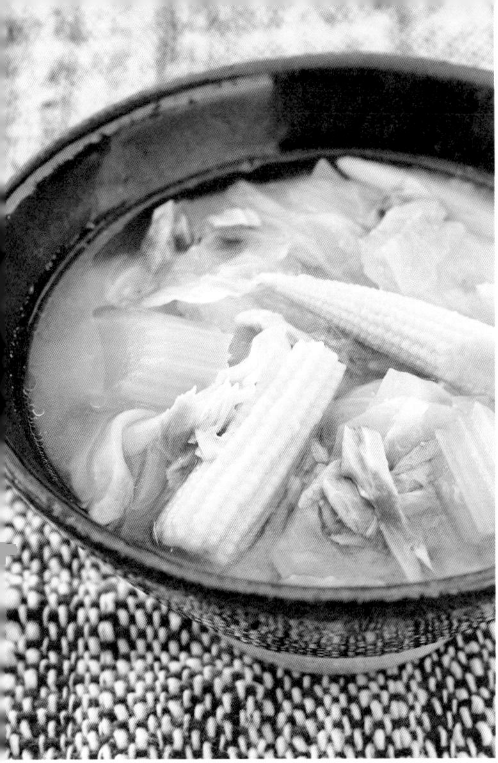

セロリの香り成分がイライラをしずめる

ツナとキャベツ、ヤングコーンのみそ汁

1人分 **106**kcal

ストレス食い防止

材料（2人分）

ツナ缶（ノンオイル）…1缶（80g）
キャベツ…4枚（200g）
セロリ…½本（50g）
玉ねぎ…¼個（50g）
ヤングコーン…5本（50g）
だし汁…2½カップ
みそ…大さじ2

作り方

1 キャベツは4㎝のざく切りにし、セロリは1㎝幅の斜め切りにする。玉ねぎは1㎝のくし形切りにし、ヤングコーンは斜め半分に切る。
2 鍋にだし汁、キャベツ、セロリ、玉ねぎを入れて火にかけ、しんなりしてきたらヤングコーンを加え、缶汁ごとツナを加えて煮る。
3 弱火にしてみそを溶き入れ、ひと煮立ちさせて器に盛る。

ほたてのタウリンで疲労回復

ほたて缶と白菜、ブロッコリーのみそ汁

1人分 **105**kcal

糖質オフ

材料（2人分）

ほたて貝柱水煮缶…1缶（60g）
白菜…2枚（200g）
ブロッコリー…½株（150g）
だし汁…2½カップ
みそ…大さじ2

作り方

1 白菜は4㎝幅に切り、ブロッコリーは小房に切り分ける。
2 鍋にだし汁、白菜を入れて煮立たせ、ブロッコリー、ほたて水煮を缶汁ごと入れて煮る。
3 弱火にしてみそを溶き入れ、ひと煮立ちさせて器に盛る。

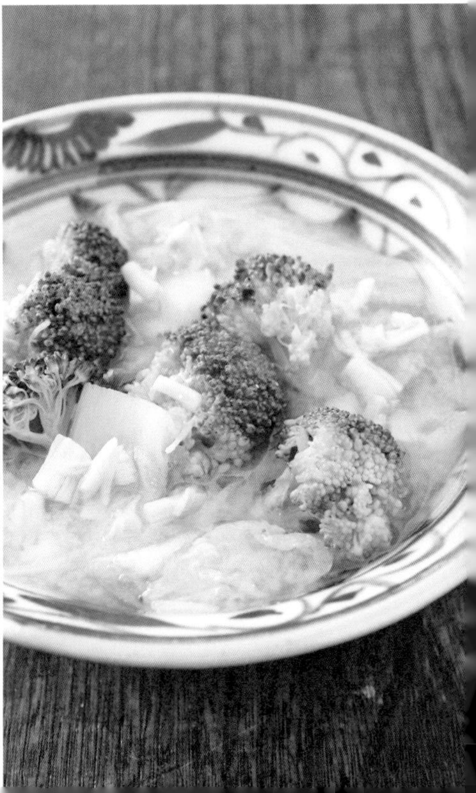

+《プラス》やせ食材のおかずみそ汁

糖質オフ、脂肪燃焼、冷え改善などのやせ効果をアップする6大食材をおかずみそ汁にプラス。さらにダイエットがスムーズになること間違いなしです。

糖質オフダイエットで主食を抜くときは

+しらたき

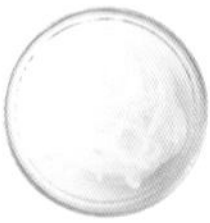

しらたきは、糖質＆カロリーオフに活躍。麺感覚でみそ汁にプラスし、肉を具にすれば、主菜＋主食代わりになり、1品でおなかが満足します。

しらたきを乾いりして水分をとばし、味しみをよく

しらたきと牛こま、白菜のみそ汁

1人分 177kcal

糖質オフ

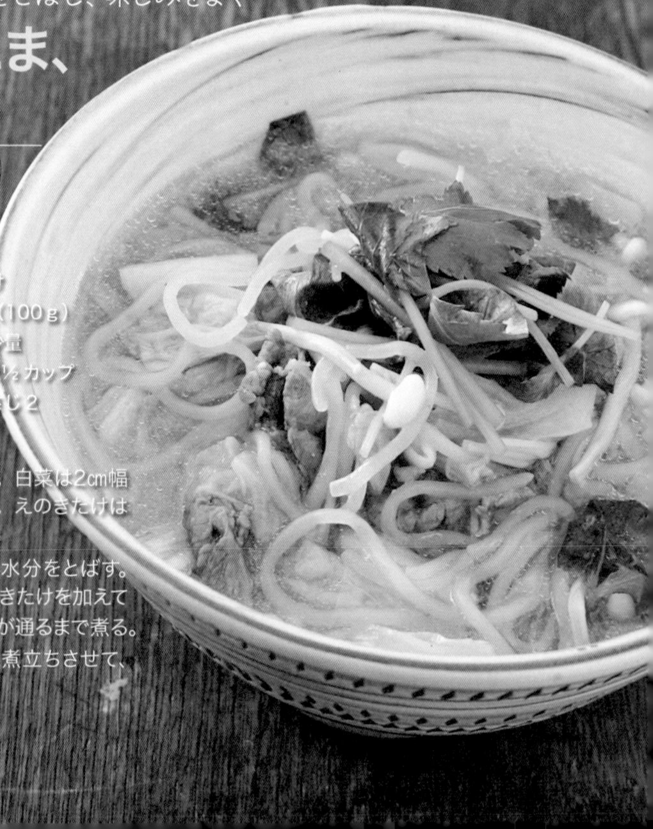

材料（2人分）

- しらたき（アク抜き済み）…½袋（100g）
- 牛こま切れ肉…100g
- 白菜…2枚（200g）
- 三つ葉…50g
- えのきたけ…1袋（100g）
- ごま油…少量
- だし汁…2½カップ
- みそ…大さじ2

作り方

1 しらたきは食べやすい長さに切る。白菜は2cm幅に切り、三つ葉は4cm長さに切る。えのきたけは石づきを切り落とし、半分に切る。

2 鍋にしらたきを入れ、乾いりして水分をとばす。ごま油を加え、牛肉、白菜、えのきたけを加えて炒める。だし汁を加え、具材に火が通るまで煮る。

3 弱火にしてみそを溶き入れ、ひと煮立ちさせて、三つ葉を加えて器に盛る。

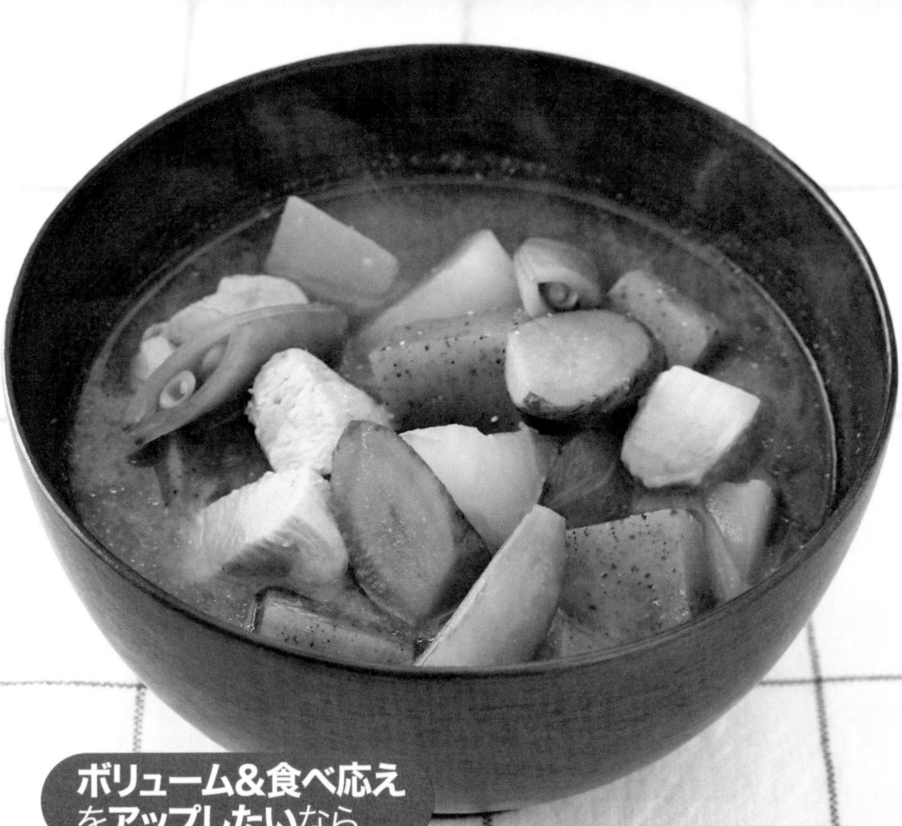

ボリューム&食べ応えをアップしたいなら

+こんにゃく

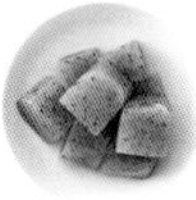

こんにゃくは、低カロリーで食物繊維たっぷり。こんにゃくをごろんとひと口大に切って具にすれば、食べ応え満点に。噛む回数が増えて早食いを防げます。

具をごろごろに切って噛む回数をアップ

こんにゃくと鶏むねのみそ汁

1人分 **165**kcal

便秘解消

材料（2人分）

こんにゃく（アク抜き済み）…½枚（150g）
鶏むね肉（皮を取る）…½枚
大根（皮をむく）…約4～5cm（150g）
ごぼう…1本（150g）
スナップえんどう…5個（50g）
だし汁…2カップ
みそ…大さじ1½

作り方

1 こんにゃく、鶏むね肉は2cm角に切る。大根、ごぼうは小さめの乱切りにする。
2 スナップえんどうは筋を取り、斜め半分に切る。
3 鍋にだし汁、1を入れて火にかけ、具材がやわらかくなるまで煮る。
4 弱火にしてみそを溶き入れ、2を加えてひと煮立ちさせ、器に盛る。

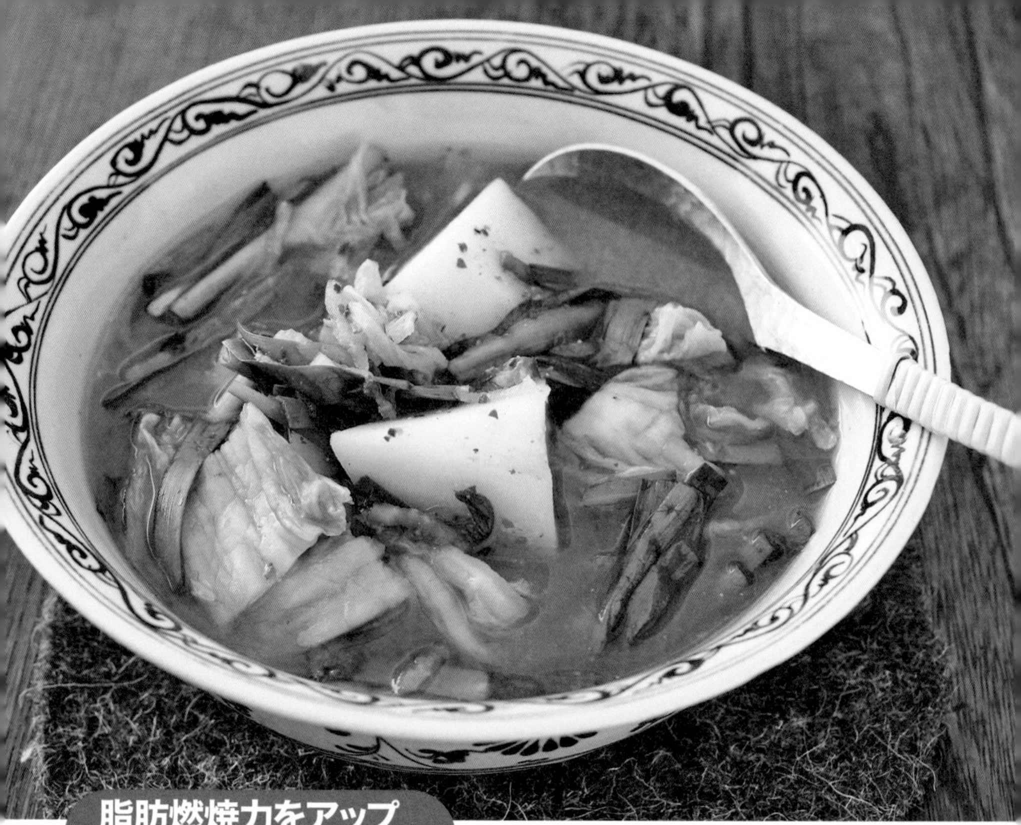

脂肪燃焼力をアップ
したいなら

+キムチ

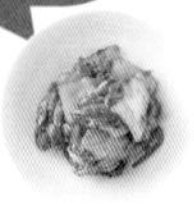

発酵食品のキムチは植物性乳酸菌がとれ、みそ汁にプラスすれば美腸効果がアップ。辛み成分のカプサイシンが血流をよくして体を温め、脂肪が燃えやすい体に導きます。

キムチのカプサイシン、にらのアリシンが血流を促進

キムチとじゃがいも、にらのみそ汁

1人分　**78**kcal　代謝アップ　冷え解消

材料（2人分）

白菜キムチ…100ｇ
じゃがいも（皮をむく）…1個（150ｇ）
にら…1束（100ｇ）
A　水…2カップ
　　鶏ガラスープの素…小さじ2
みそ…小さじ2

作り方

1 じゃがいもは乱切りにする。にらは4㎝長さに切る。
2 鍋にA、じゃがいも、キムチを入れて煮る。じゃがいもがやわらかくなってきたら、にらを加えてさっと煮る。
3 弱火にしてみそを溶き入れ、ひと煮立ちさせて器に盛る。

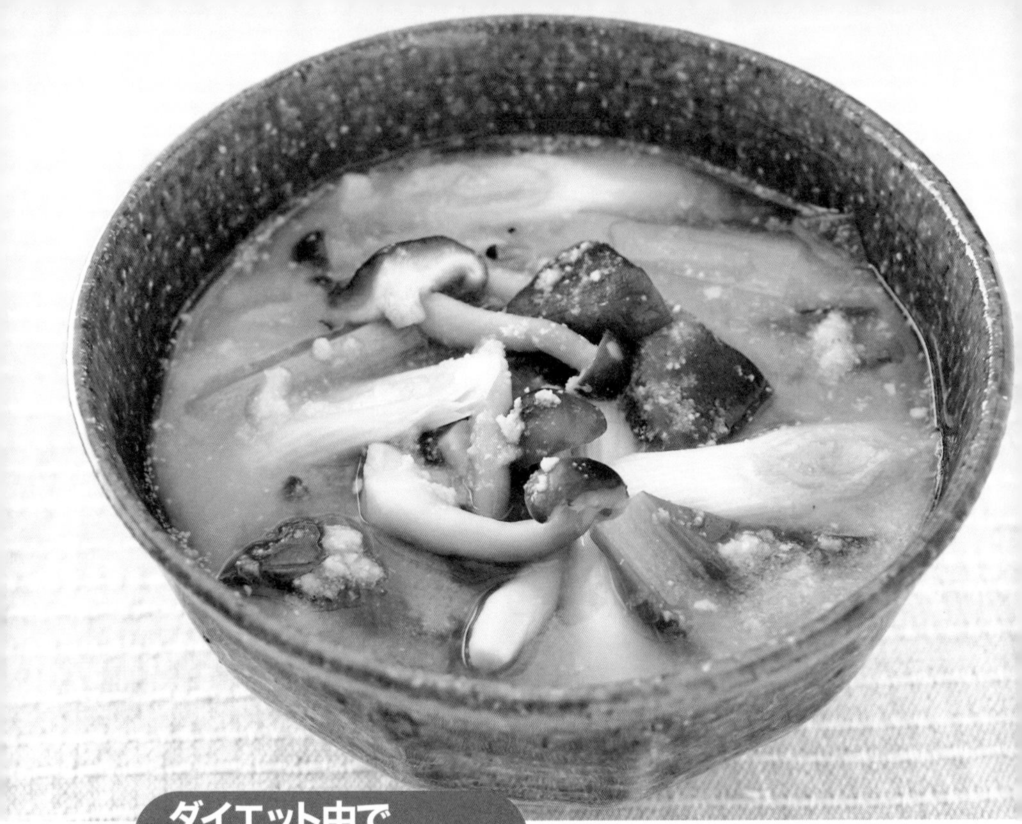

ダイエット中で便秘が気になるなら

+おから

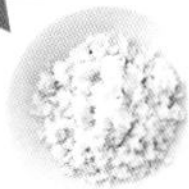

食物繊維不足で便秘なら、おからをみそ汁にプラス。汁の水分といっしょにとれば、おなかでふくらみ、便のカサを増やして出しやすくします。

おから＆きのこの美腸食材コンビでお通じスッキリ

おからときのこのみそ汁

1人分 **101**kcal

便秘解消

材料（2人分）

おから…50ｇ
しいたけ…5 枚（100ｇ）
しめじ…1 パック（100ｇ）
小松菜…½ 束（100ｇ）
長ねぎ…½ 本（50ｇ）
だし汁…2½ カップ
みそ…大さじ 2

作り方

1 しいたけは軸を取って4等分に切り、しめじは石づきを切り落としてほぐす。小松菜は4㎝長さに切る。長ねぎは1㎝幅の斜め切りにする。
2 鍋にだし汁、1を入れ、火にかける。具材に火が通ったら、おからを加えてさっと煮る。
3 弱火にしてみそを溶き入れ、ひと煮立ちさせて器に盛る。

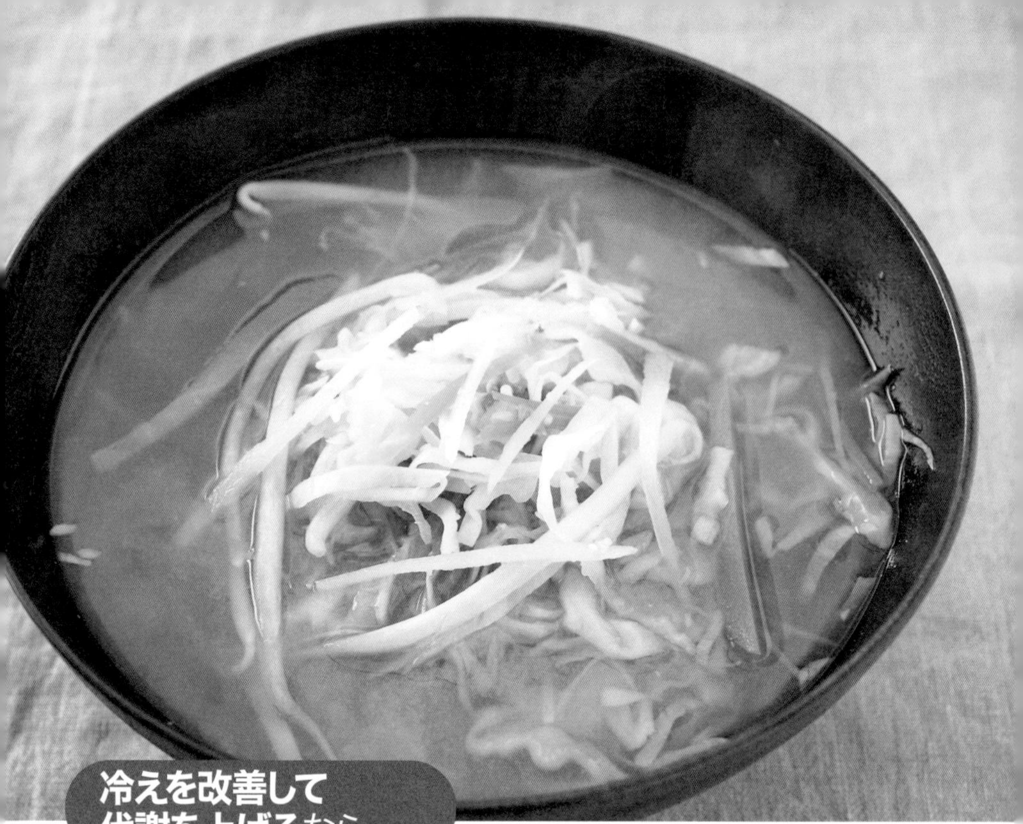

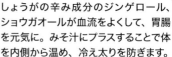

冷えを改善して
代謝を上げるなら

+しょうが

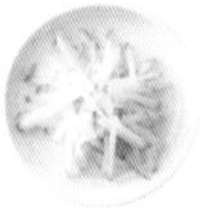

しょうがの辛み成分のジンゲロール、ショウガオールが血流をよくして、胃腸を元気に。みそ汁にプラスすることで体を内側から温め、冷え太りを防ぎます。

せん切りしょうがの香りがさわやか

しょうがとせん切り野菜のみそ汁

1人分 **79**kcal

冷え解消

材料（2人分）

しょうが…1 かけ
キャベツ…4 枚（200g）
にんじん（皮をむく）…½本（50g）
もやし…½袋（100g）
だし汁…2½カップ
みそ…大さじ 2

作り方

1 しょうが、キャベツ、にんじんはせん切りにする。
2 鍋にだし汁、しょうがを入れて煮立たせる。キャベツ、にんじん、もやしを加え、カサが減ってしんなりするまで煮る。
3 弱火にしてみそを溶き入れ、ひと煮立ちさせて器に盛る。

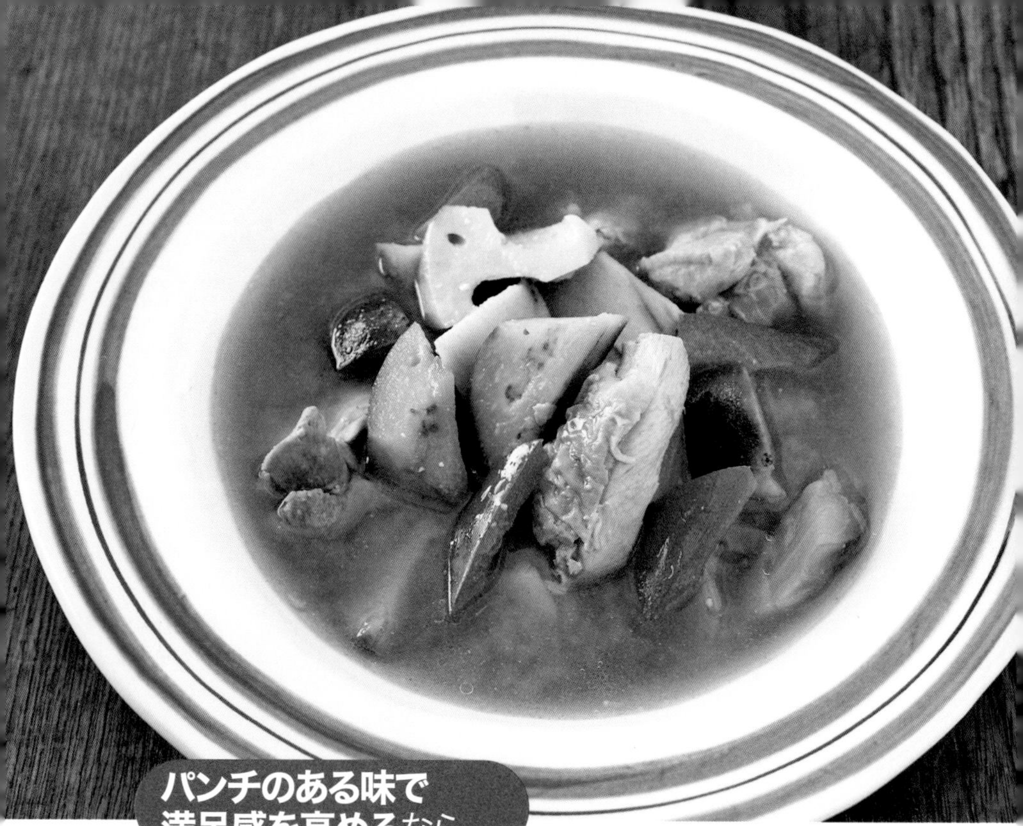

パンチのある味で満足感を高めるなら

+カレー粉

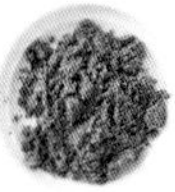

カレー粉には数種類のスパイスが含まれ、みそ汁にちょい足しするだけで、香りと辛みのアクセントがつきます。カレールウよりも低糖質だからダイエット中も安心。

みそ＆カレー粉でまろやかな辛みに

鶏もものスープカレー風みそ汁

1人分 **200**kcal

代謝アップ

材料（2人分）

鶏もも肉…½枚
れんこん（皮をむく）…1節（100ｇ）
赤パプリカ（ヘタと種を取る）…1個（100ｇ）
なす…2本（160ｇ）
オリーブ油…小さじ2
カレー粉…小さじ1
だし汁…2カップ
みそ…大さじ1½

作り方

1 鶏もも肉はひと口大に切る。れんこん、赤パプリカ、なすは乱切りにする。
2 鍋にオリーブ油を熱し、1を炒めて油がまわったらカレー粉をふる。だし汁を加え、れんこんがやわらかくなるまで煮る。
3 弱火にしてみそを溶き入れ、ひと煮立ちさせて器に盛る。

鍋を使わない！
電子レンジで作る
時短おかずみそ汁

耐熱の器に材料を入れ、電子レンジでチンするだけで完成する、おかずみそ汁を紹介！
加熱は電子レンジにおまかせだからラクラク。鍋を使わないので洗い物の手間も減ります。
残業で夜遅ごはんになったときや朝忙しいときでもコレならバッチリ！

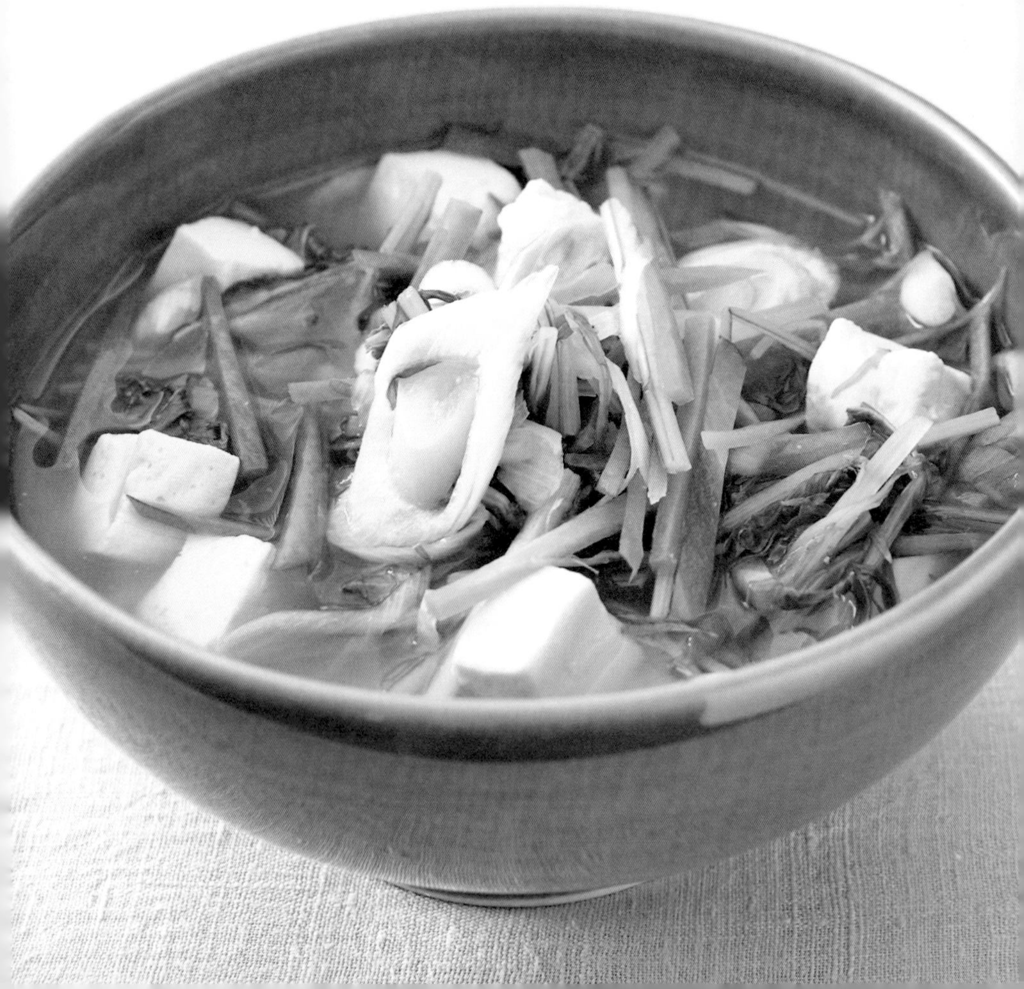

水菜のカサが減ってたっぷり食べられる

水菜とにんじん、豆腐のみそ汁

1人分 115kcal　糖質オフ

材料（1人分）

水菜（4㎝長さに切る）…½束（100g）
にんじん（皮をむいて細切り）…¼本（50g）
長ねぎ（斜め薄切り）…¼本（25g）
絹ごし豆腐（2㎝角に切る）…¼丁（75g）
だし汁…1カップ
みそ…小さじ2

作り方

1 耐熱の器にだし汁を入れ、みそを溶く

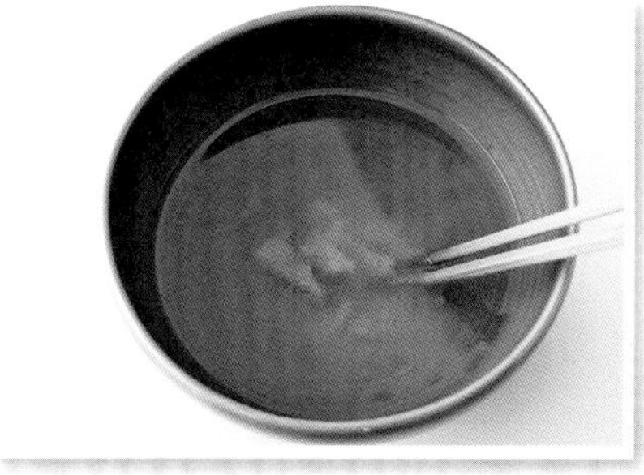

だし汁は常温でOK。箸でみそをしっかり溶きます。耐熱の器に水1カップを入れ、好みの顆粒だし（かつお、昆布、いりこだしなど）、みそを入れて溶かしても。

2 器に火が通りにくい具材から順に入れる

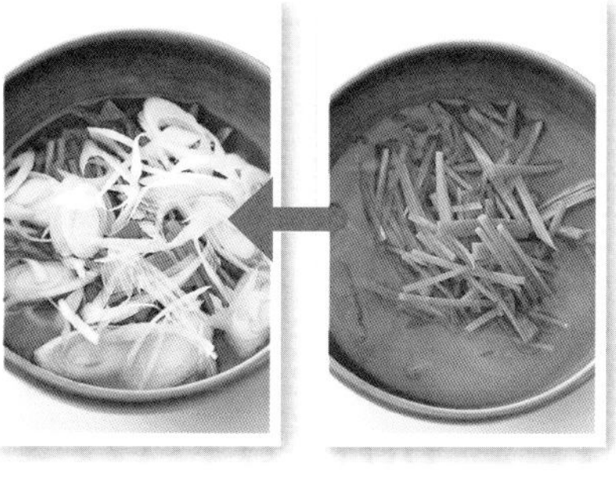

にんじん、長ねぎ、水菜の順に器に重ね入れ、まわりに豆腐をのせます。火が通りにくい根菜は下にし、葉もの野菜は上にのせるのが基本です。

3 ラップをかけて電子レンジで加熱

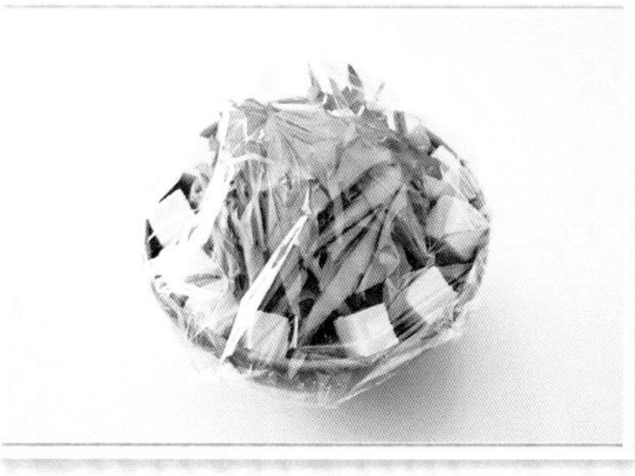

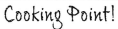

ラップをふんわりとかけ、電子レンジ（600W）で4分加熱。取り出して、全体をよく混ぜていただきます。

Cooking Point!

もっと野菜をくたくたにしたいなら、さらにレンジ加熱してもOK。

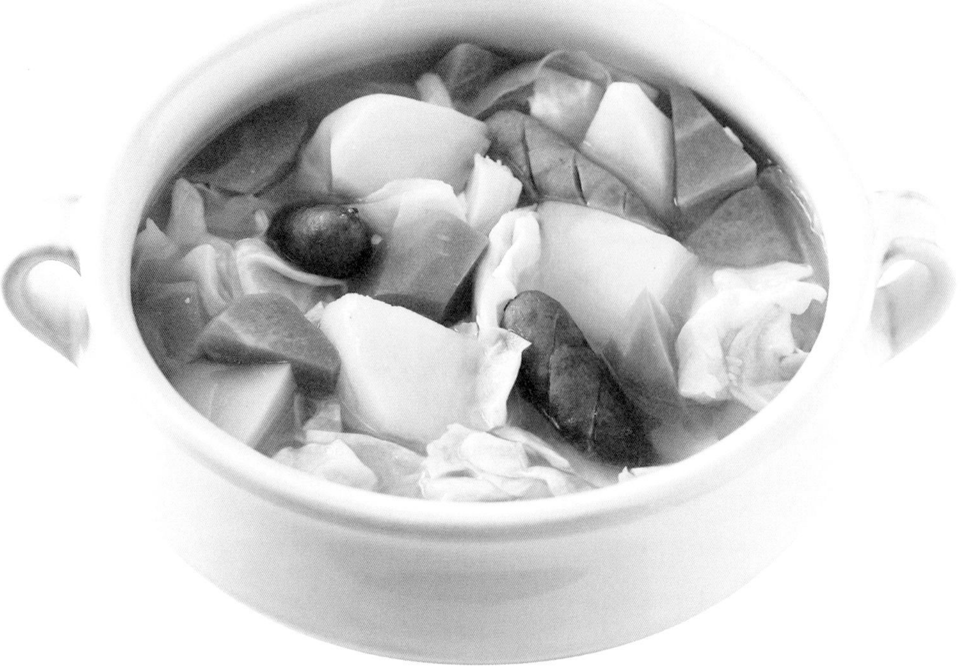

鍋を使わず、レンジ加熱でポトフ風に！

ごろごろポトフ風みそ汁

1人分 **219**kcal

美肌づくり

材料（1人分）

ウインナーソーセージ…2本
キャベツ…2枚（100g）
じゃがいも…½個（75g）
にんじん（皮をむく）…¼本（50g）

A	水…1カップ
	顆粒コンソメスープの素…小さじ1
	みそ…小さじ1

作り方

1 ソーセージは切り込みを入れ、食べやすく切る。キャベツは4cmのざく切りにし、じゃがいもは乱切りに、にんじんは小さめの乱切りにする。
2 耐熱のスープ皿に**1**を並べ入れ、ラップをふんわりかけて電子レンジ（600W）で4～5分加熱する。
3 **2**に混ぜ合わせた**A**を入れ、再びラップをかけて電子レンジでさらに2分加熱する。

Cooking Point!

電子レンジの機種によって加熱ムラが出ることがあるため、**2**の1回目のレンジ加熱後、にんじん、じゃがいもに竹串を刺し、やわらかくなっているかチェックして。

＼先に具材をレンチン！／

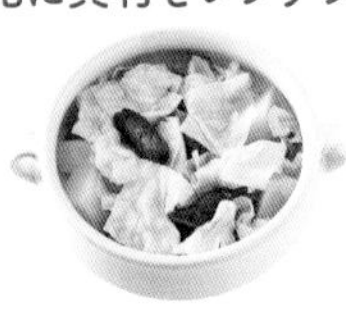

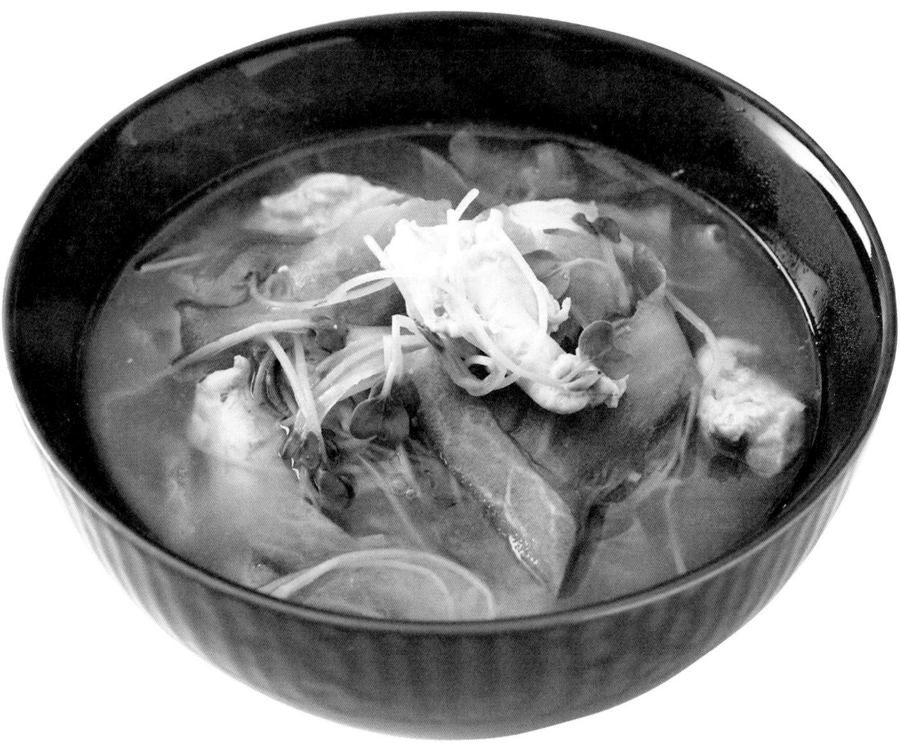

淡白な鶏ささ身に、ゆずこしょうをほんのり効かせて

鶏ささ身とひらひら大根、にんじんのみそ汁

1人分 116kcal

筋肉づくり

Cooking Point!

大根、にんじんは、ピーラーで薄く削って火を通りやすくします。

材料（1人分）

鶏ささ身…1本
大根（皮をむく）…100ｇ
にんじん（皮をむく）…50ｇ
貝割れ菜…¼パック（25ｇ）
だし汁…1カップ
みそ…小さじ2
ゆずこしょう…小さじ⅓

作り方

1 鶏ささ身は小さめのひと口大に切る。大根、にんじんはピーラーで薄切りにする。貝割れ菜は根元を切り落とす。
2 耐熱の器にだし汁を入れて、みそ、ゆずこしょうを溶く。にんじん、大根、鶏ささ身、貝割れ菜の順に重ね入れる。
3 2にラップをふんわりとかけ、電子レンジ（600W）で4～5分加熱する。全体を混ぜていただく。

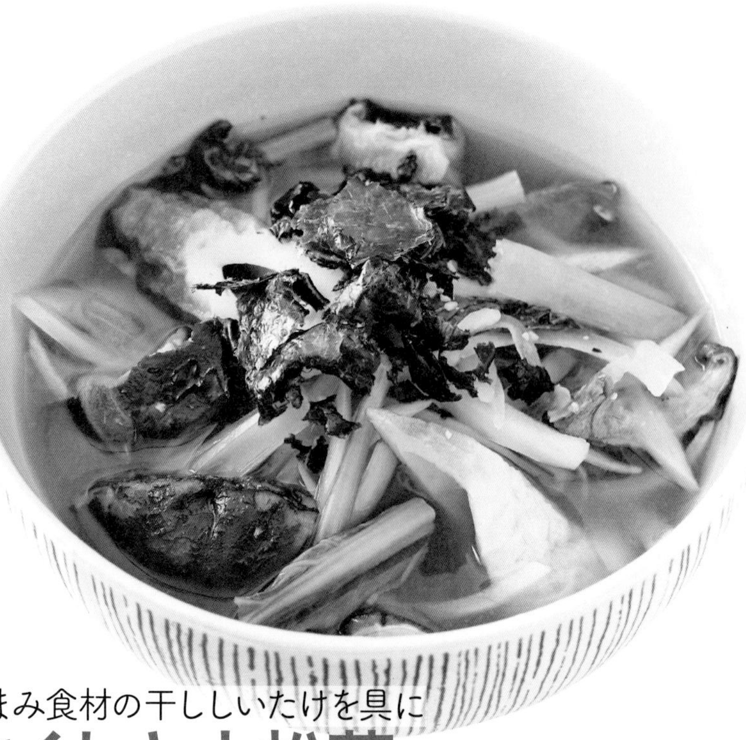

うまみ食材の干ししいたけを具に

ちくわと小松菜、干ししいたけのみそ汁

1人分 **145**kcal

糖質オフ

材料（1人分）

ちくわ…1本（30g）
小松菜…½束（100g）
玉ねぎ…¼個（50g）
干ししいたけ…2枚（20g）
だし汁…1カップ
みそ…小さじ2
焼きのり…¼枚

作り方

1 ちくわは1㎝幅の斜め切りにする。小松菜は4㎝長さに切り、玉ねぎは1㎝幅のくし形切りにする。
2 耐熱の器にだし汁を入れ、みそを溶く。干ししいたけの軸を取り、手で小さく割って加える。玉ねぎ、小松菜、ちくわの順に重ね入れる。
3 **2**にラップをふんわりとかけ、電子レンジ（600W）で4分加熱する。全体を混ぜ、のりをちぎってのせる。

Cooking Point!

干ししいたけは水でもどさず、手で割ってだし汁にイン。レンジ加熱で干ししいたけがもどり、おいしいだしが効いたみそ汁に。

＼干ししいたけを手で
パリパリ割って具に！／

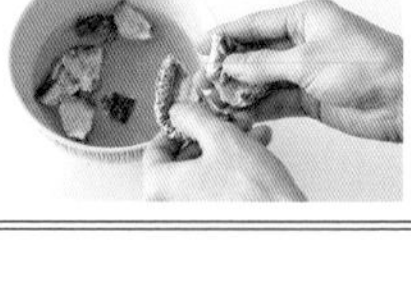

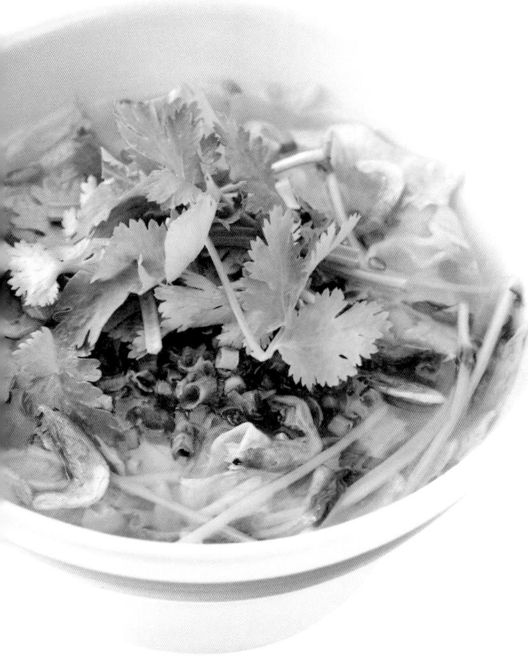

パクチーをたっぷり使って体内をデトックス

レタスと桜えびのエスニック風みそ汁

1人分 **69**kcal

ストレス食い防止　美肌づくり

材料（1人分）

レタス…¼個（100ｇ）
豆苗…¼パック（50ｇ）
パクチー…½株（15ｇ）
桜えび…大さじ１（2ｇ）
小ねぎの小口切り
…２本（20ｇ）

A
水…１カップ
みそ、ナンプラー
…各小さじ１
鶏ガラスープの素
…小さじ½

ごま油…少量

作り方

1 レタスは1㎝幅の細切りにする。豆苗は根元を切り落として半分に切る。パクチーは3㎝長さに切る。
2 耐熱の器にAを入れて溶き混ぜ、桜えび、レタス、豆苗の順に入れる。
3 2にラップをふんわりかけ、電子レンジ（600W）で4分加熱する。ごま油を回しかけて全体を混ぜ、小ねぎを散らし、パクチーをのせる。

鶏そぼろでコクとうまみが出る

鶏そぼろとかぶのみそ汁

1人分 **147**kcal

食べ過ぎリセット

材料（1人分）

鶏ひき肉…50ｇ
かぶ（皮をむく）…１個（100ｇ）
かぶの葉…75ｇ

A
だし汁…１カップ
みそ…小さじ２
しょうがのすりおろし…小さじ½

作り方

1 かぶはくし形に切り、かぶの葉は2㎝長さに切る。
2 耐熱の器にAを入れ、溶き混ぜる。かぶを入れ、その上に鶏ひき肉を広げ、かぶの葉をのせる。
3 2にラップをふんわりかけ、電子レンジ（600W）で4〜5分加熱する。全体を混ぜていただく。

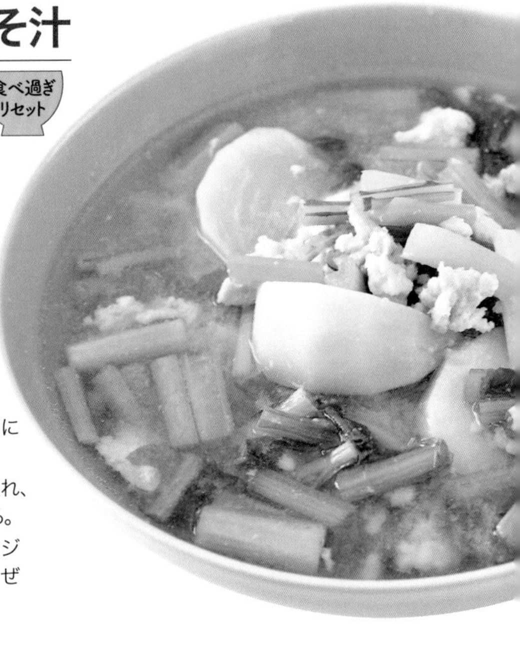

忙しいときに便利！

おすすめ 冷凍みそ汁の具

野菜をまとめて切って冷凍した「冷凍みそ汁の具」を常備しておけば、
すぐに使えるので毎日のおかずみそ汁作りがラクに！
冷凍することで食材の細胞がこわれ、火の通りが早くなったり、
うまみが溶け出しやすくなったりするメリットもあります。
ここでは、おかずみそ汁の具に便利な食材の冷凍法をお伝えします！

根菜

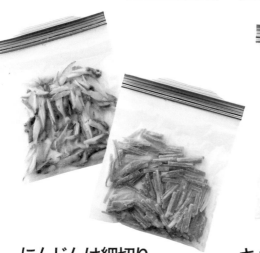

にんじんは細切り、ごぼうはささがきで冷凍

根菜を切って冷凍しておけば、不足しやすい食物繊維を手軽に補えます。にんじんは細切りにし、ごぼうはささがきにして水にさらしてアクを抜き、冷凍用保存袋に入れて冷凍。火の通りが早いので、調理の時短に◎。

葉もの野菜

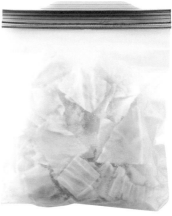

キャベツはざく切りにして冷凍

キャベツはざく切りにし、冷凍用保存袋に入れて冷凍。小松菜、チンゲン菜は、食べやすい長さにカット。アクが多いほうれん草は、まとめて下ゆでし、食べやすい長さに切って冷凍しておくとすぐに使えます。

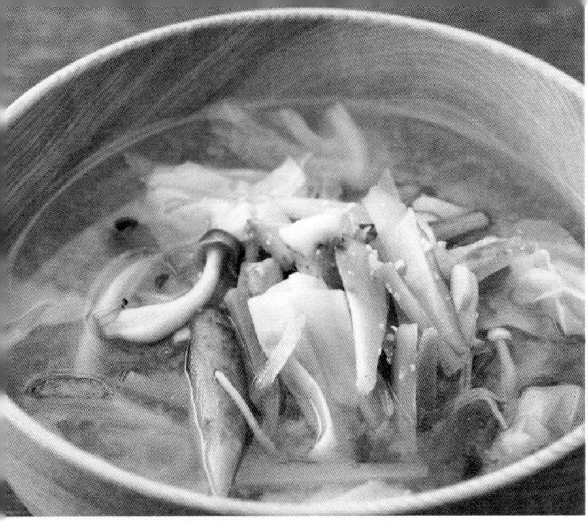

冷凍野菜で具だくさんみそ汁

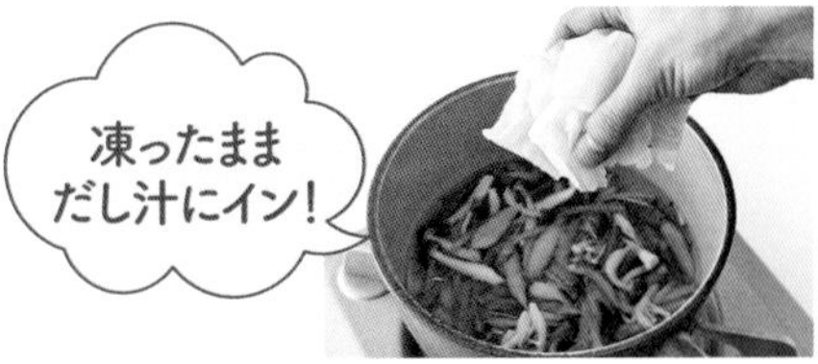

材料（1人分）

好みの冷凍野菜（キャベツ、にんじん、ごぼう、きのこ）
…合わせて約180ｇ分
だし汁…1カップ
みそ…小さじ2

作り方

1 鍋にだし汁を入れて火にかけ、好みの冷凍野菜を凍ったまま加えて火が通るまで煮る。
2 弱火にしてみそを溶き入れ、ひと煮立ちさせて器に盛る。

油揚げ

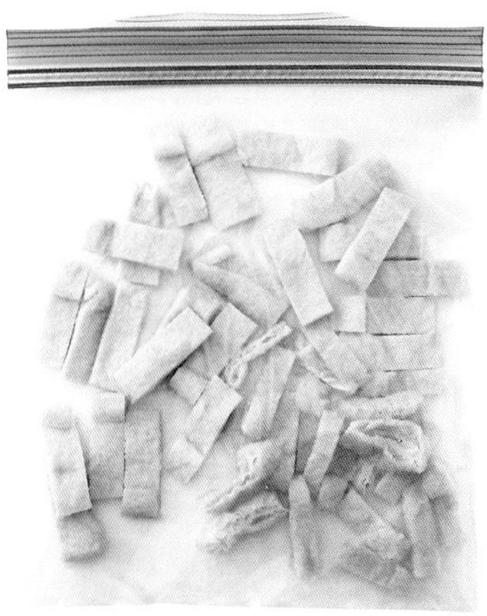

まとめて油抜きし、短冊切りにして冷凍

油揚げは、油抜きをし、みそ汁に使いやすい短冊切りにして冷凍用保存袋に入れて冷凍。調理のたびに油抜きをする手間をカットできます。みそ汁にたんぱく質をプラスしたいときやコクを出したいときに便利です。

きのこ

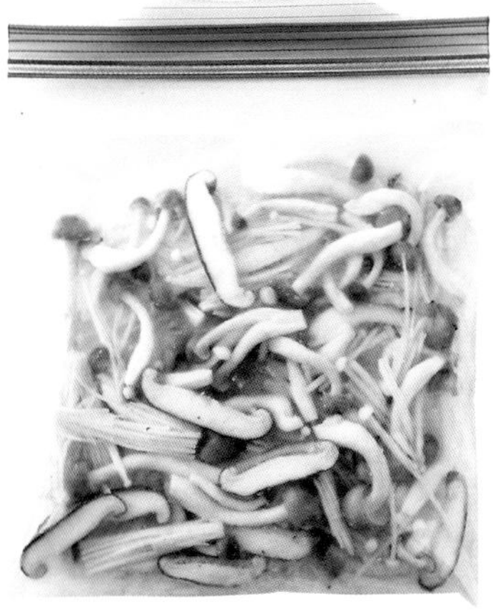

石づきを切り落として食べやすく切って冷凍

しいたけは薄切りに、しめじはほぐし、えのきたけは半分にカットして冷凍用保存袋に入れて冷凍。数種類の冷凍きのこミックスをストックしても。冷凍することで、みそ汁にきのこのうまみが溶け出しやすくなります。

成功率 99.2% のダイエット外来の医師工藤先生が伝授！

「やせる食べ方」の成功法則

食べ過ぎてしまう「太る食べグセ」を改善すれば、ダイエットの成功率がアップ！
医師の工藤先生がダイエット外来の診察で指導している「やせる食べ方」を教えます。

まず、みそ汁ファーストを習慣化しましょう！
体重の数値より行動（毎日何をするか）を目標に

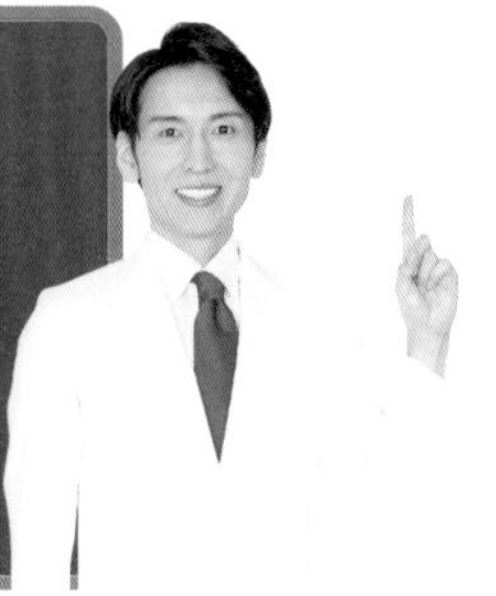

ダイエットは太る食べグセの修正からはじめると効果的

私のダイエット外来の診察では、患者さんに目標の体重を聞きません。その理由は、体重の数値よりも、食べ過ぎてしまう〝行動を変える〟ことのほうが重要だからです。体重だけを気にすると、ちょっと増えただけで自己嫌悪になってしまい、挫折しやすくなります。

ダイエットは、主に「食事」「運動」「行動」の3つの方法に分けられますが、最も重要なのは食べ過ぎてしまう「行動」を変えること。早食い、ドカ食いのクセを改善しないままでは、いくら健康にいい食材をとっても、たくさん運動しても、

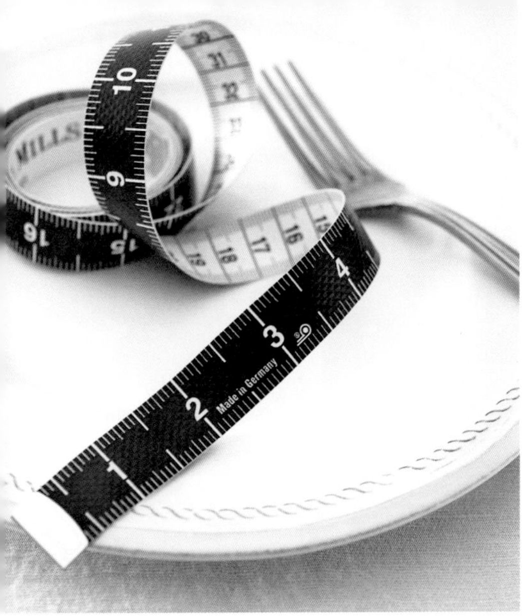

リバウンドしやすいからです。

本書で紹介した、おかずみそ汁を食事の最初に食べる〝みそ汁ファースト〟は、すぐに実行できる、食べ過ぎ防止のアクションです。まずは、このやせる食べ方をはじめて、習慣化しましょう。太る食べグセをリセットすると、効率よく減量することができます。

ダイエット3STEP

STEP 1 行動

食べ過ぎグセをリセットする

「おかずみそ汁を最初に食べる」「おなかが鳴ってから食べる」「箸を途中で置く」などの行動で、食べ過ぎるクセを改善。習慣化することで、腹八分目の食べ方が身につきます。

↓

STEP 2 食事

摂取カロリーを適量にするなど

次に、摂取カロリーや糖質の量、栄養バランスなど、食事内容を見直します。食べ過ぎグセをリセットしておけば、大幅な食事制限の必要がなく、ストレスがかかりません。

↓

STEP 3 運動

ムリなく続けられる運動をする

運動のエネルギー消費量はそれほど多くないので、優先順位は最後でOK。ハードな運動ではなく、通勤で多く歩く、家で簡単な筋トレをするなど、継続しやすい方法を選んで。

肥満の人は、小腹が空くと食べ、太らない人は、空腹になってから食べます。これが大きな違いです

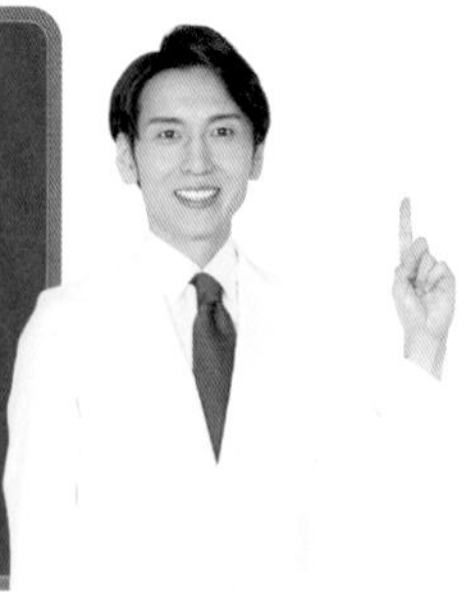

おなかがグーッと鳴ったら食べるのを習慣にする

満腹レベルを10段階で考えると、肥満の人は、レベル5の完全に空腹になっていない状態で「小腹が空いたから」と、必要以上に食べるクセがあります。

食事の時間がきたからとか、口さびしいから食べるのではなく、おなかがグーッと鳴り、空腹を感じてから食事をとる習慣をつけましょう。グレリンという空腹ホルモンが分泌されると、ミトコンドリアが活性化。エネルギー代謝がよくなります。さらに、空腹になってから食べるクセをつけたほうが、満足感も高まり、肥満を防げます。

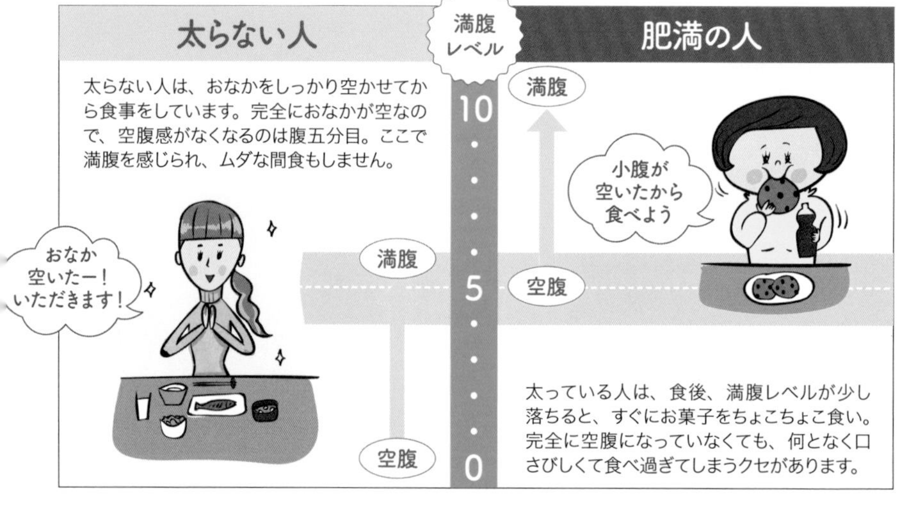
太らない人
満腹レベル
肥満の人
太らない人は、おなかをしっかり空かせてから食事をしています。完全におなかが空なので、空腹感がなくなるのは腹五分目。ここで満腹を感じられ、ムダな間食もしません。
おなか空いたー！いただきます！
満腹
空腹
10
5
0
満腹
空腹
小腹が空いたから食べよう
太っている人は、食後、満腹レベルが少し落ちると、すぐにお菓子をちょこちょこ食い。完全に空腹になっていなくても、何となく口さびしくて食べ過ぎてしまうクセがあります。

食事の途中で箸を手放して無意識の早食いをストップ

早食いをして食べ過ぎてしまうクセをなおすには、「食事の途中で箸を置く」という行動をしてみてください。

食べ物を口に入れ、箸をいったん置いて味わうと、おなかを早く満たそうとする食への執着心や衝動性を止めることができます。実際に行ってみると、「ブロッコリーの緑が鮮やかだな」「この魚の産地はどこだろう?」などと、料理に意識が向けられ、食べ物の味、香りをしっかり感じられます。この食べ方をするだけで、10kgの大幅な減量に成功した人もいるほど効果的です。

食べ物の味、香りをしっかり感じられて食べ過ぎを抑えられます

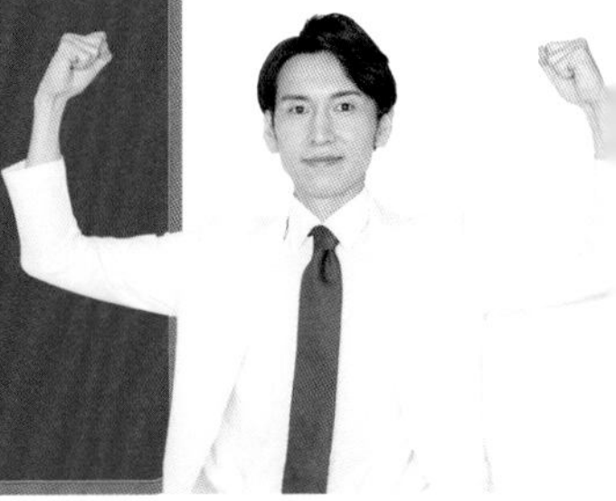

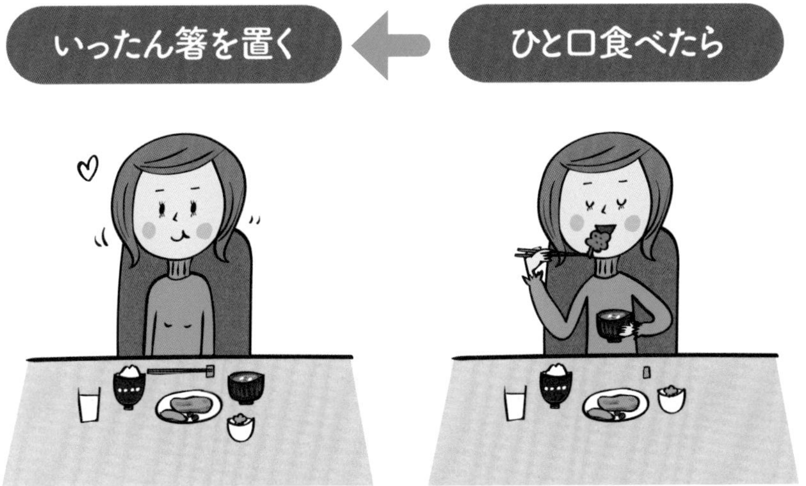

糖質オフダイエットは ゲーム感覚ですると ストレスがありません

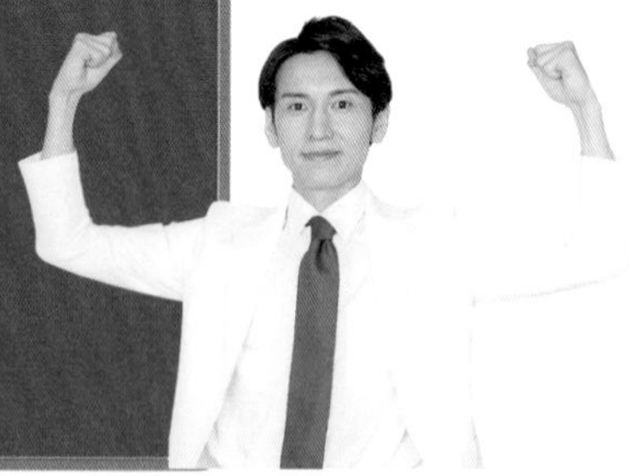

糖質オフするなら プラス発想の食べ方を

糖質制限ダイエットは、糖質量をマイナスする〝引き算〟の考え方をすると、ストレスになってしまいます。私のダイエット外来では、逆に〝足し算〟の発想をする「１００点満点 糖質制限ダイエット」を指導しています。

減量するための糖質の１日の摂取量の目安は、１００gです。これを１００点として、食べたものの糖質量を足していき、ぴったり満点をめざします。ポイントをかせぐようにゲーム感覚で楽しくでき、食品の糖質量をチェックして食べるクセも身につきます。

100点満点 糖質制限ダイエット

糖質100g＝100点満点

食品の栄養成分表示（炭水化物）や糖質量が一覧になった本などを参考に、１日の糖質量をカウント。100点ぴったりならクリア！

朝食 20g ＋ 昼食 40g ＋ 夕食 30g ＋ 間食 10g ＝100点

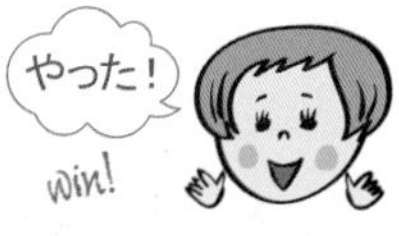

朝食 40g ＋ 昼食 40g ＋ 夕食 10g ＋ 間食 8g ＝ 98点

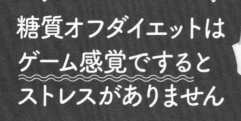

朝食 20g ＋ 昼食 50g ＋ 夕食 30g ＋ 間食 5g ＝105点

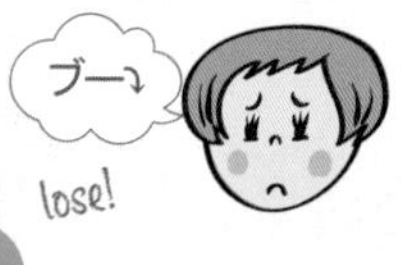

このようにゲーム的に楽しんでしまいましょう！

体重&出来事の記録で太る原因を自己分析

ダイエット中は、体重を毎日はかってグラフ化し、その日の出来事も記録しましょう。そうすると、体重が増えたきっかけを分析しやすくなります。

ある患者さんは、ジムに行った日の翌日から体重が増えていて、運動したからと安心してたくさん食べていたことが記録からわかりました。たとえば、残業が続くと、ストレスからドカ食いして体重が増えるなら、入浴してリラックスしてから夕食を食べる、飲み会後に太りやすいなら、お酒は2杯までにするなど、太る行動を見直せます。

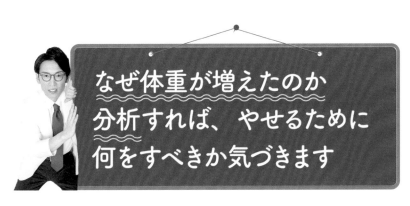

なぜ体重が増えたのか分析すれば、やせるために何をすべきか気づきます

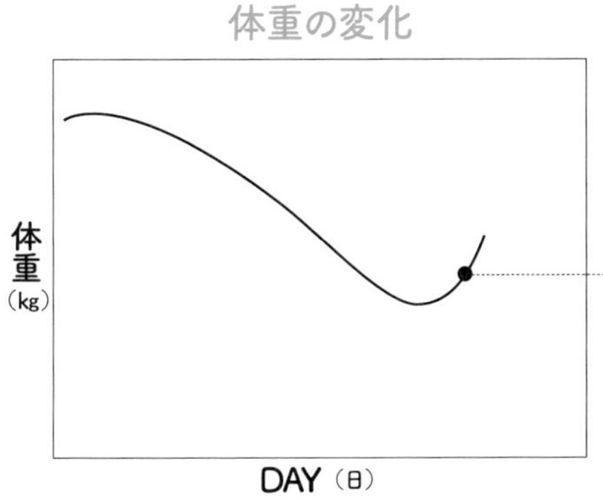

Check

体重が増えた理由は？

- 飲み会でお酒を飲み過ぎた
- 生理前で甘いものを食べた
- ジムに行った後、「運動したから」と、たくさん食べた
- ストレスでドカ食いした

など

著者

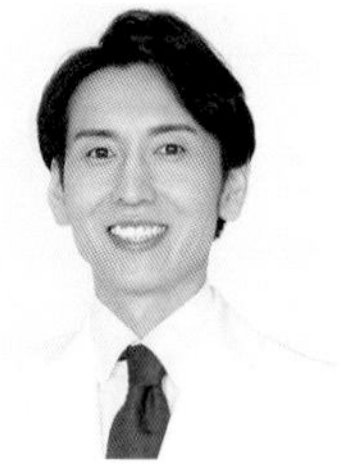

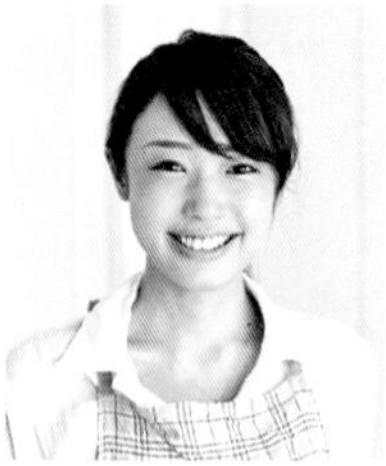

工藤孝文

福岡大学医学部卒業後、アイルランド、オーストラリアへ留学。帰国後、大学病院、地域の基幹病院を経て、現在は、福岡県みやま市の工藤内科で地域医療を行っている。糖尿病･ダイエット治療、漢方治療を専門とし、「ガッテン！」（NHK）、「世界一受けたい授業」（日本テレビ）、「ホンマでっか！?TV」（フジテレビ）などのTV番組に肥満治療評論家・漢方治療評論家としてメディア出演多数。ダイエット関連の著書も多い。日本内科学会・日本糖尿病学会・日本肥満学会・日本抗加齢医学会・日本東洋医学会・日本女性医学学会・日本高血圧学会・小児慢性疾病指定医。

北嶋佳奈

管理栄養士。フードコーディネーター。昭和女子大学生活科学部生活科学科 管理栄養士専攻卒業。美容・ダイエット系レシピ開発、雑誌などでの栄養系コラムの執筆などで活躍。おいしく食べてキレイになれるレシピが好評。『簡単！時短！低カロリー！電子レンジで作る基本のおかず』（オーバーラップ）他著書多数。

医師が考案
お腹スッキリ！ おかずみそ汁ダイエット

2023年５月９日　第1刷発行
2023年10月５日　第4刷発行

著者　工藤孝文　北嶋佳奈
発行人　土屋　徹
編集人　滝口勝弘
編集長　小中知美

発行所　株式会社Gakken
〒141-8416　東京都品川区西五反田2－11－8
印刷所　大日本印刷株式会社

●この本に関する各種お問い合わせ先
本の内容については、下記サイトのお問い合わせフォームよりお願いします。
https://www.corp-gakken.co.jp/contact/

在庫については　Tel 03-6431-1250（販売部）
不良品（落丁、乱丁）については　Tel 0570-000577
学研業務センター　〒354-0045 埼玉県入間郡三芳町上富279－1
上記以外のお問い合わせは　Tel 0570-056-710（学研グループ総合案内）

※本書は2019年弊社刊の『ついた脂肪が即スッキリ！　医師が考案　おかずみそ汁ダイエット』を一部改訂したものです。